いい場を創ろう

「いのちのエネルギー」を高めるために——

帯津良一
帯津三敬病院名誉院長

風雲舍

目次

第一章 あれはいい場だった

第二章 場とは何か

第五章 場のネットワーク

第六章

いい場を創ろう

もくじ

カバー装幀――山口真理子
カバー写真――小嶋三樹
さし絵――大塚律子
章題字制作――荒川雲心

第一章

あれはいい場だった

流れるような人の動き

わたしは、これからの医療にとっていちばん大切なのは「場」だと考えています。いや、医療だけでなく、わたしたちが生きていくうえでも「場」はとても重要です。家族が暮らす場、人と人とが出会う場、仕事の場、学びの場、また患者さんが身をおく医療の場……わたしたちはつねに「場」のなかに存在しています。われわれが住むこの地球も、ひとつの大きな場です。

そうした場をいかによくしていくか――これがとても大きなテーマであることは、改めて説明するまでもなく、お分かりいただけると思います。

とはいえ、場は手に取るわけにはいきません。触ることもできません。見ることもできません。その意味ではきわめて漠然とした概念です。いきなり「場」といわれたら戸惑《とまど》ってしまうのがふつうでしょう。

そこで、わたしなりの「場」の定義は次章に譲ることにして、まずはわたし自身、来《こ》し方《かた》を振り返ってみて、「あれはいい場だった」と感じた「場」から記してみます。具体から入ったほうが、わたしの考えている「場」のイメージも伝わりやすいと思うからです。

「いい場」といったとき、わたしが真っ先に思い出すのは、たとえばロンドンのヒースロー空港にあるシーフード・バーです。出国審査のチェック・インを済ませて構内に入ると、すぐのところにある店です。とても雰囲気のいい店なので、イギリスへ行ったときは必ず立ち寄ることにしています。

店の中央に楕円形の大きなカウンターがあります。そのなかはオープン・キッチンになっていて、店員さんたちが立ち働いています。客はその周りのカウンターに坐っていろいろ注文をします。スコッチ、ビール、ワイン、もちろんキャビア、サーモン、海老、帆立貝……。注文を受けた店員は、カウンターのなかを手際よく動きまわって、ビールを注ぎ、皿を出し、空いたグラスを下げていく。何人もの店員が流れるように動いています。彼らの動きは、円を描いて滑らかに流れていく太極拳の動きにも似て、けっして滞《とどこお》ることがありません。見事としかいいようのない動きです。見ているだけで楽しくなってくる。これこそが場だと、わたしはいつも惚れぼれしながら見ています。

年の暮れ、わたしは葛飾柴又《かつしかしばまた》の帝釈天《たいしやくてん》へお参りに行くのを恒例にしていますけれども、その帰りに立ち寄る浅草の洋食屋「ヨシカミ」もそんな店です。

カウンターのなかで料理をつくる人がいれば、それを運ぶ人がいる。下げた皿を洗う人もいる。料理をつくる人も、ひとりがメンチカツをつくっていれば、別の人はサンドイッチを切っている。そして時折、役割が変わります。ところが、どこをどう見まわしても指図《さしず》している人の姿は見当たらない。それでいて彼らの動きは一糸乱れず、見事なまでに整然としているのです。だれもが店内を滑るように動いている。無駄な動きはひとつもありません。それはおそらく、店の人たちが、自分は何をなすべきか、みずからの役割を知悉《ちしつ》しているからです。みんなが自分の役割に集中し、そして全体としての目的に向かっているから、そうした円滑な動きができるのだろうと思います。

そこにいる人々の思いがある一点に集中し、それに向かってみんなのエネルギーがグーンと高まっているような「場」、そんな場が、わたしの考える「いい場」のひとつのイメージです。

ともに同じ方向を見る

昨年（二〇〇四年）暮れ、「週刊ポスト」の元編集長・関根進さんが二見書房から『帯津良一のがんに打ち克つ「いのちの手帳」』という本を出しました。関根さん自身、食道がんを克服した先輩として、後輩のがん患者さんたちに「こういう点に気をつけたほうがいいですよ」とアドバイスする内容の本です。わたしは監修者として名を連ねていますけれども、じっさいに執筆したのは関根さんです。

そのなかで関根さんは、ゲーテや孔子などの偉人たちの言葉を引き、古今東西の叡智を紹介しています。そのひとつに『星の王子さま』で有名なフランスの作家サン＝テグジュペリの言葉がありました。

《われわれのそとにある、一つの共通の目的によって同胞たちに結ばれるとき、われわれははじめて呼吸することができる。また経験はわれわれに教えてくれる。愛するとは、たがいに見つめ合うことではなく、ともにおなじ方向を見ることだ、と》（山崎庸一郎訳『サン＝テグジュペリの言葉』彌生書房）

これを読んだときわたしは、我が意を得たりと、思わず膝を叩きそうになりました。

いい場を創るには、お互いに見つめ合うのではなく、みなが同じ方向を見つめることが大事なのです。そこにいる人たちが共通の思いをもって、共通の目標に向けてまなざしを注ぐこと、それが「場」を高めるポイントです。

もっとも、ともに同じ方向を見るといっても、「いい場」とは全員一致で猪突猛進するような場ではありません。そこにいる人たちが群れ集って一斉にワーッと駆け出すようなイメージとは違います。それでは煽動された群集《ぐんしゅう》になってしまいます。そうではなく、その場にいる人たちがそれぞれ自分の役割を自覚し、それぞれ一所懸命に立ち働きながらも、そこに整然とした統一がつくりあげられるような場こそが、わたしの考える「いい場」なのです。

ヒースロー空港のシーフード・バーも、浅草の「ヨシカミ」も、まさにそんな場だといえます。

その意味では、若いころわたしがいた都立駒込病院も「いい場」でした。

わたしが東大病院第三外科の医局長から共立蒲原《かんばら》総合病院（静岡県）を経て都立駒込病院に移ったのは一九七六年でした。当時は、革新系の美濃部（亮吉）都知事の時代を受けて、東京都は社会福祉の充実に力を入れていました。駒込病院も古い病棟を壊して新しい建物に建て替え、医療設備も超音波を駆使したCTスキャンなど、最新の医療機器を導入したところでした。

駒込病院は、かつては伝染病の病院でしたが、伝染病も下火になってきたので、がんセンターに切り替えようと巨額の資金を投じて模様替えをしたのです。それを機に、医師もがらりと入れ替わりました。それまでは東大閥が押さえていましたから、ドクターの大半は東大医学部の出身者でした。しかし医師をひとつの大学に独占させていると、どうしても組織が硬直化してしまいます。既得権や守備範囲ががっちり固定されて組織の活力が失われてしまうのです。

そこで駒込病院でも「学閥をなくそう」という声が澎湃《ほうはい》として起こり、広く全国の大学に呼びかけ、各地から医師を集めることになったわけです。わたしが所属する外科には、全国十校ぐらいの大学から二十五人前後の医師が集まって来ましたから、一大学からふたりぐらいずつ、という計算になります。

赴任したのは五月の連休前後のことでした。当時の東京都衛生局は有楽町にありましたので、そこまで辞令をもらいに行き、衛生局長から「これから任地に直行してください」といわれて、田端《たばた》の駅で降り、そして駒込病院へ向かったことを覚えています。

そんなわけで、「都立駒込病院」という名前はそのままですが、実体はまったく新しい病院が開設されたようなものでした。全国各地から若手の医師たちが集まり、「なんとかがんを克服しようぜ」という熱気にあふれていました。もちろん初めて顔を合わせる人は何人もいます。しかし、みんないっしょに協力してがんを叩きつぶすんだという意気に燃えていた点では、思いは全員同じでした。だれもが張り切っていました。清新の気に湧き立っていた、といっても過言ではありません。

わたしは食道がんの手術を専門にしていましたが、手術前は病院の近くにあるお地蔵さんにお参りをして手術の無事を祈り、手術を終えたその日は、必ず病院に泊まり込みました。合併症の恐れのある患者さんなどの場合は、万一のこともありますから、一週間でも十日でも泊りつづけたものです。

それはわたしだけではありません。仲間の医師みんながそうしていました。医師、看護師、職員一丸となって必死にがんと闘いながら、みんなが、「ここを日本一の病院にしよう」という意気に燃えていた駒込病院は、いま思い出してもほんとうにいい場だったといえます。その意味で、「いい場」を語るとき、かつての駒込病院はどうしても欠かすことができません。

ともに同じ方向を見る

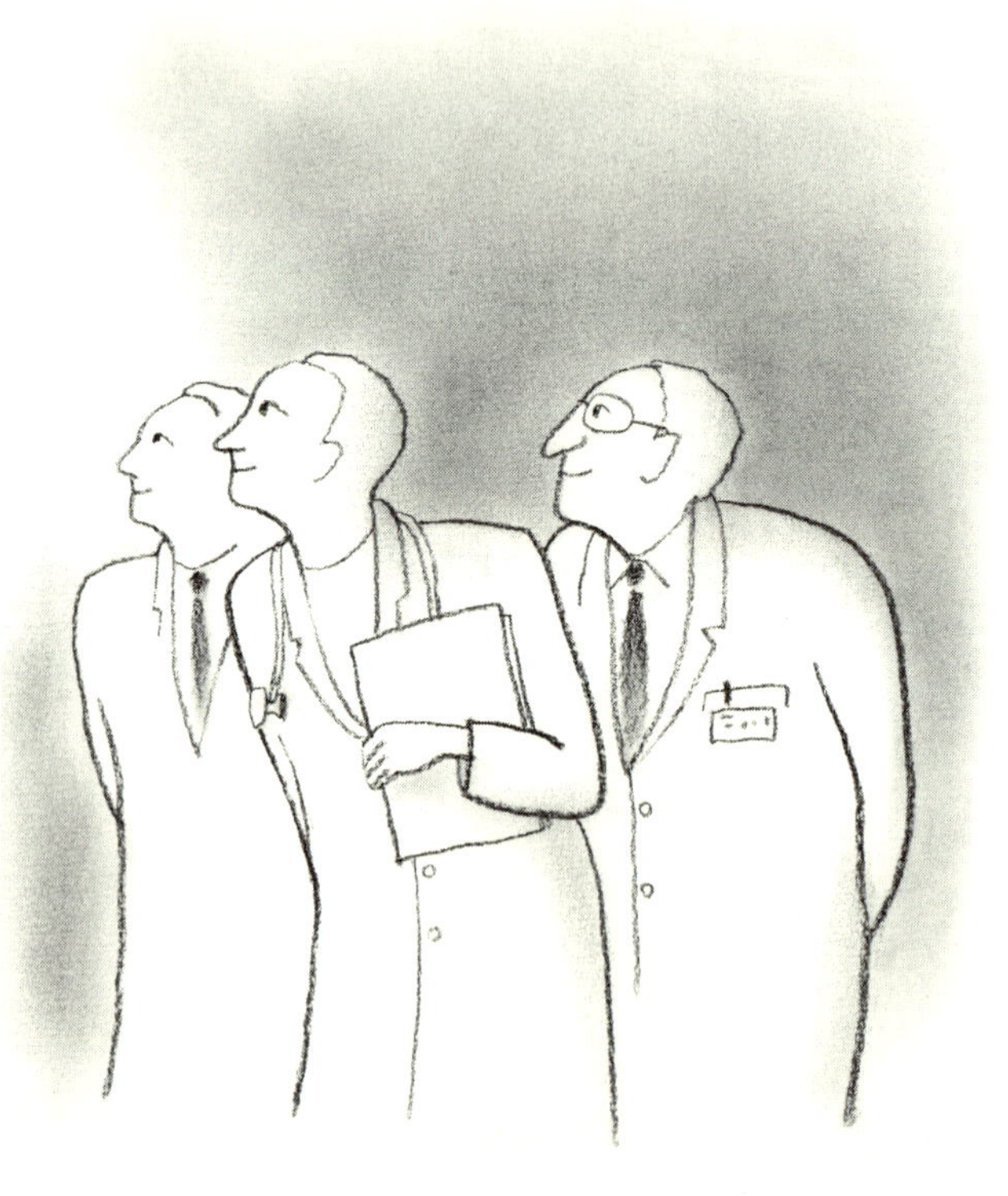

第一次オイルショック（一九七三年）の影響を受け、高度成長の勢いがちょっと一段落した時期ではありましたが、それでもまだ日本には活気が満ちあふれていました。そんな時代の空気を一身に受け、若いスタッフの心の底にロマンとやる気が熱気のようにたぎっていた場――それが当時の駒込病院でした。

わたしはちょうど四十歳でした。

山あいの優良会社

今年（二〇〇五年）のはじめにはこんな経験をしました。

岡山県にある「山田養蜂場」という会社から講演を頼まれ、中国山地の山あいにある津山市へ行ってきました。山田養蜂場は津山市の隣の苫田《とまた》郡《ぐん》鏡《かがみ》野《の》町《ちょう》にありますが、講演会場は「津山文化センター」でした。

ほんとうは昨年の夏ごろに行くはずでしたが、講演日程がまとまらないので延びのびになっていたのです。講演を依頼された場合、わたしは「日帰り」を原則にしています。診察やらなにやらの日程が詰まっているので、なかなか一回の講演に二日も割《さ》くわけにはいかないからです。ところが山田養蜂場の担当者は「日帰りはとても無理です」といいます。津山市までは、東京から新幹線で岡山へ出て、さらにそこから車で二時間近くかかります。だから日帰りはちょっと……というわけです。それでは講演はちょっとむずかしいと答えたところ、「そこを何とか」と、相手も粘ってきます。そんな応酬をしていたため、今年にずれ込んでしまいました。「山田養蜂場」といわれても、わたしは全然その名を知りませんでした（もっとも、あとで聞くと、蜂蜜などのほかにも化粧品も通信販売している会社なので、女性のあいだではよく知られているようでした）。蜂蜜やローヤル・ゼリー、プロポリスなどをつくっている会社だといっていましたが、そういわれてもイメージが湧きません。

だから勝手に、昔見た映画「ＯＫ牧場」のようなところをイメージしてみたものです。広大な菜の花やレンゲ畑に柵がめぐらせてあって、そのなかを蜂がぶんぶん唸《うな》りながら飛んでいる……。しかしそんなところへ行って、いったい何の話をしたらいいのか。

新幹線の岡山駅に降りると迎えの人が来ていました。わたしよりは年下でしょうか、作業服を着た男性がひとり立っています。車も率直にいってあまり立派ではありません。ふつう講演に呼ばれると、若い女性が迎えに来ていて、車もデラックスなことが多いから、一瞬これでいいのかなと不安に思いました。

ところが、乗って話をしてみると、間違いではありません。いや、それどころか、途中昼食を挟《はさ》んで岡山から津山まで、ドライブをしながら話をしていると、迎えに来てくれた男性がとても素晴らしい人物であることが分かってきました。二時間のドライブのあいだに、山田養蜂場の説明をしてくれたのですが、その話が過不足なく、じつに的確なのです。べらべらしゃべるわけではなく、必要なことは一言も洩らさずにきちっと話してくれます。

したがって、山田養蜂場に着いたとき、わたしはその会社の概要をほとんどすべて理解していたといっても過言ではありません。

――なぜ養蜂なのか。初代社長のお嬢さんが先天性の心臓障害で、医者から「成人まで生きることは無理でしょう」と診断され、体力がついたころに外科手術を受けることを勧められる。娘をなんとか元気に育て上げ、そして、心臓の手術を受けさせたいと決意した社長は、あらゆる手を尽くす。そんな折に知ったのが、瀕死の床にあったローマ法王がローヤル・ゼリーの投与によって奇跡的な回復を遂げたというニュースだった。

そこで社長は、女王蜂だけが摂《と》る特別食ローヤル・ゼリーを生産しようと思い立ち、海外からさまざまな文献を取り寄せて研究を重ね、ローヤル・ゼリーを大量生産する技術を独自に習得するにいたった、というのです。

蜂のこともずいぶん教えてもらいました。――蜂は、何百万年も前の化石のなかからも出てくる。したがって何百何十万年前にすでに完成していた生き物である。ただし、いったん刺すと、もう針が抜けない。刺すと、針の根元から捥《も》ぎ取られてしまう。そうなると生きてはいられない。刺した以上は生を終えなければいけない。つまり、種族を守るためには自分が死ぬ、それが蜂だというのです。蜂というのはそれだけ種族のことを考えている生き物なのであると、そんな説明もしてくれました。

話のツボを心得ていて、この人は只者《ただもの》ではないなと思いました。

果たして、本社に着いてみると養蜂部長であることが分かりました。四百人の会社の部長ですから、かなりの地位の人です。そんな人がみずから車を運転してわたしを迎えに来てくれたわけです。

会社も一風変わっていました。本社は体育館のように広いワン・フロアーです。しかも仕切りなど何もありません。そこに、受付から社長まで社員全員が揃っています。天井が体育館ほど高くないから、フロアーはかなり広く見えます。

その広いスペースに活気が漲《みなぎ》っているのです。土曜日の午後だというのに、社員が大勢出社していて、みんなてきぱきと仕事をこなしている。忙しそうに立ち働いている。

しかも、社内を歩くときはだれもが最短距離をとっているのです。無駄な動きをする人はひとりもいない。そんな光景を見て、わたしはすぐこの会社の「場」は高いなと見抜きました。

通信販売をしている会社ですから電話がどんどんかかってきます。蜂蜜、ローヤル・ゼリー、プロポリスと、次々に注文が入ります。電話番をしている女性は二十人ぐらいいたでしょうか。

席の上にはランプがあって、電話がつながっているときは、それが赤く点灯します。常時十五人ぐらいのランプが赤く灯《とも》っていました。

ただし、その電話は注文を受けるだけではないそうです。ローヤル・ゼリーや蜂蜜を注文する人はお年寄りの女性が多いらしく、なかには独り住まいやご主人と死別した人もいます。そういう人は寂しいから話し相手がほしい。それで電話をかけてくるのだといいます。そういう人の話し相手もしますから、電話番の女性たちは「いのちの電話」のような役目も果たしているのです。

電話番の女性たちはみなマニュアルをもっていて、こう聞かれたらこう答えると頭に叩き込んでいるようですが、なかには答えられない話題もあります。そういう場合は、この問題だったら何某《なにがし》課長、これだったら何某部長に、と電話がまわされるそうです。その役割分担も決まっていて、連携も非常にスムーズに行われているようでした。

単に商品の注文受付だけでなく、こうした電話でのコミュニケーションもあるから、山田養蜂場は経営がうまくいっているのだと思いました。

出発点に「ローヤル・ゼリーで娘を元気に育てたい」という思いのある会社ですから社員の意識も高いのでしょう、営利を追求するだけではなく、さまざまな社会活動も続けているそうです。ネパールや内モンゴルでの植樹活動、地元で催す「エコ・スクール」（環境教育）など、その一例です。

わたしの講演会もチャリティーでした。入場料は八百円。五百人収容できる会場は満員でした。人口八、九万人の津山市で五百人の聴衆を集めるわけですから、動員力もある会社であることが分かります。そして、集まった入場料は、スマトラ沖地震による津波や中越地震の被災者へまわされるといっていました。

何も知識のないまま出かけて行った山田養蜂場ですが、とても意識の高い会社だと感じました。こういう場にめぐりあうと、私はとてもうれしくなるのです。

全国的に知られているわけではないけれども、このように場のエネルギーの高い会社は、ほかにもまだたくさんあるに違いありません。

楊名時先生との至福の時

いい場にはまたいい人が欠かせません。

たとえば「楊名時《ようめいじ》太極拳」の師家《しけ》・楊名時先生がそんな人です。

先生は一九二四年、中国・山西省の生まれですから、わたしのちょうど一まわり上、現在は八十歳です。

楊家は代々、武門の流れを汲んでいますから、少年時代から太極拳や槍など武術全般を教えられて育ったといいます。勉学のほうも相当優秀だったようで、第二次大戦中に日本に留学、京都大学の法学部政治学科に入っています。そしてそのまま終戦を迎え、戦後は何度か中国に帰ったようですが、結局は日本に住むことになった——という履歴の持ち主です。大東文化大学や東京都立大学、明治学院大学などで中国語を教えるかたわら、一九六〇年に楊名時八段錦《はちだんきん》、楊名時太極拳《たいきょくけん》を創始しています。

ちなみに、太極拳ではわたしの師に当たります。

楊名時先生は腸を悪くして、わたしの病院（帯津三敬病院）で手術をしたことがありますので、定期健診を兼ねて時々お宅におうかがいします。そのときは朝の八時に、体調はいかがですか、予定通りおうかがいしてもよろしいですかと電話をかけます。だめだといわれたことは一度もありませんが、ともかく朝八時に電話をさし上げます。

楊名時先生はわたしから電話がかかってくることを知っていますから、八時近くなると電話機のそばにいるのでしょう、電話がリンと鳴ると間髪を容《い》れずにパッと取ります。わたしは、それがうれしいのです。先生もまたわたしの訪問を心待ちにしてくれているようで、定期健診を一、二分で終えてしまうと、あとはふたりだけで飲み会です。

楊名時先生のお宅は中国式ですから、天井が高く扉もどっしりとしています。居間もかなり広い。その真ん中に四角いテーブルがあります。折りたたみ式になっていて、広げれば一挙に八人ぐらいは坐れるでしょう。先生は麻雀がものすごく強いという評判ですから、昔はそこで盛んに麻雀をやったのだと思います。

居間には書がかかっています。辛亥革命《しんがいかくめい》の志士・孫文《そんぶん》の「博愛」という直筆です。文字であると同時に絵画でもあるという、そんな書です。さらに等身大の立像がいくつか並んでいます。そんな居間に坐ると、李白《りはく》か杜甫《とほ》か、まるで中国の文人墨客《ぶんじんぼつかく》の部屋にいるようです。重厚で落ち着いていて、そして風流です。ほんとうにいい雰囲気に包まれます。

そこで、ふたりで飲みはじめます。先生は山西省の出身ですから、お宅には高粱《コーリヤン》からつくった汾酒《フエンチユウ》という中国酒がいっぱいあります。それをわたしに飲ませて、ご自分は日本酒。そして「これぞ、まさに日中友好ですよ。帯津先生」といって笑っています。

先生はけっして人の悪口をいいません。わたしは先生から人の悪口を聞いたことは一度もありません。だれでもつい不平不満を洩らしてしまうものなのに、楊名時先生は一言もそんなことはいわない。それはじつに不思議なくらいです。それから、世間の話もいっさいしない。スマトラで地震があろうが、イラクで混乱が続いていようが、そういう話は絶対にしません。では何を話すかというと、なにやら浮世離れした話をはじめます。

たとえばこんなふうに――。

わたし（楊名時先生）は昔、空手をやっていたことがあります。先日、そのころの同級生から突然電話がかかってきたんです。「あなたとはまだ空手の決着がついていないから試合をやりたい」と。あれには驚きました。昔の空手の仲間がいまになって「決着をつけよう」といってきたんですからね。同じ年だからもう八十ですよ。わたしは「いまは忙しいから百歳になったら試合をしましょう」と答えておきました。「ただし、百歳になる前に先に死んでしまったら、それは死んだほうが負けだよ。生きていたらやろうな」と。

浮世離れしたいい話ではありませんか。そう思ったからわたしは、立会人をやらせてくださいといってみました。すると楊名時先生も「よろしいーよ」といいます。先生が百歳になると、わたしだって八十八歳です。これは面白そうだと、そんな他愛のない話をしながら飲むわけです。まさに春風駘蕩《たいとう》。この雰囲気がまたいいのです。

別の日にうかがったところ、楊名時先生はポツリといいました。「帯津先生、この前お話しした試合の人ね、死にましたよ」と。この呼吸が何ともいえません。「だから、試合はなくなりました」。では先生の勝ちですねというと、「ま、そういうことになりますね」といってニコッとする。とりとめのない話をしていても思わず敬意がこみあげてきます。楊名時先生と過ごす「時」は、まさにいまどき得がたい時間です。だからわたしは、楊名時先生のお宅で飲むのを楽しみにしているのです。楊名時先生とのこうした時間も「いい場」のひとつです。（本書

を製作中の七月三日、楊名時先生は八十歳でお亡くなりになりました。謹んでご冥福をお祈り申し上げます）

フローラの青春の彼方に

青春の場としては、「フローラ」というバーも忘れられません。

この店については昨年、「文藝春秋」の十二月臨時増刊号『夏目漱石と明治日本』に「フローラの青春の彼方に」という一文を寄せましたので、それを掲げておきます。

《かつて、東大農学部前に「フローラ」という名前のバーがあった。昭和三十四年九月、伊勢湾台風の日に開店し、平成十五年一月、ママさんが急病で斃《たお》れて閉店した。四十五年近く通い詰めたことになる。

カウンターの前に丈の高い椅子が八つほどの小さな、昔ながらのバーである。開店以来、内装はそのまま、まったく変わっていないのだから、その筈《はず》である。そこには古き良き昭和三十年代がそのまま残っているのである。

ママさんはずっと永井せい子さんである。二十八歳ではじめて七十二歳まで、容色も記憶力もまったく衰えない、そのロマンにいたっては年を経るにしたがって磨きがかかってきたようだ。ママさんも同じなら客も同じである。昔の仲間がそのままそこにいるのだ。紅顔の美少年がたちまち蘇《よみがえ》ってくるから不思議だ。

そう、フローラははるかなる、われらが青春の場だったのだ。だれもがそこで癒され、青春を取り戻していったのだ。そして、このわれらが青春の彼方に夏目漱石を意識していたのは私だけではないだろう。

フローラのある白山通りから少し奥に入ると西片町《にしかたまち》である。西片町といえば、『三四郎』の広田先生の引越先が西片町十番地への三号である。私の下宿も西片町十番地のなにがしかであった。

だから、フローラのカウンターでマッカランの盃《さかずき》を傾けていると突然、広田先生が、佐々木与次郎が、里見美禰子が、そして野々宮宗八さんが現われてくるのである。もちろん三四郎一家だけではない。『虞美人草』の宗近君も甲野さんも、『野分』の白井道也も時に応じて現われてくる。

フローラだけではない、考えてみると漱石はずっと私の傍らに居たような気がする。というよりは、私のほうが漱石の世界の中を生きてきたといったほうが当っているだろう。

医学部に進んで初めての解剖実習で、初めて本物の死体と対峙したときも、見も知らぬその人の生前に思いを馳《は》せ、生きることのかなしさのようなものがはげしく胸を衝《つ》いたときも、漱石の世界が眼前に広がったものである。

本郷三丁目交叉点《こうさてん》の「かねやす」の対角線上の角に、いつもこざっぱりした白地ののれんのはためいている洋食屋があり、ここの小さなハンバーグに小さなエビフライの定食が好きで、よく入ったものだが、このときも漱石を意識していた。

谷中《やなか》にあった、呼吸法の大先輩である村木弘昌先生の医院の畳敷きの待合室の窓から、青空にすっとのびる一本の小枝を見たとき、あっ、これぞ漱石の世界！　と思ったのも忘れられない。

外国じゃ光ってるが、日本じゃ真暗な野々宮さんは灯台で、自分の坐っている周囲二尺位の所をぼんやり照らす与次郎は丸行灯《まるあんどん》、まるで世間が知らない広田先生は偉大な暗闇だという件《くだり》に比して、外国まではとても届かず周囲はまったくの無理解、その中間に心強い支持者の層があるドーナッツのような私はさしずめ何にたとえればいいのか、身につまされることもしばしばである。

なぜ、これほどまでに漱石に惹《ひ》かれるのだろうか。それは、彼のどの作品にも生きるかなしみと青雲の志といった古今東西の生き方の真理が息づいているからなのではないだろうか。

『漱石書簡集』から少し引用してみよう。

——それだから僕は死ぬまで進歩するつもりでいる。

——妻子や、親族すらもあてにしない。余は余一人で行く所まで行って、行き尽いた所で斃れるのである。

——死んでも自分はある。しかも本来の自分には死んで初めて還《かえ》れるのだ。

だから、これからも漱石の世界を歩みつづけていきたいと思っている》

このように、その背後に漱石が透けて見える「フローラ」はわたしにとってまさに青春の場でした。そこの丈の高い椅子に坐ると、たちまち青春の時代に立ち戻り、若々しい気分に包まれたものです。

故郷でいのちが甦った！

いい場かどうか、その「場」のエネルギーの高低は、自然の地形や建物のたたずまい、あるいは空の色などでも変わってきます。土地にも歴史がありますから、かつて戦場だったところとそうでないところでは当然差が出てきます。都会の雑踏に建つマンションと雑木林に囲まれた昔ながらの家ではずいぶんと居心地も変わってくるはずです。

後章で詳しく触れますが、中国の内蒙古自治区の大草原など、そこに立っただけで、なにか自分が生き返るような気がします。

どこかのお宅を訪ねても、「あ、ここは気持ちがいいところだな」と感じる場合と、「何だか気持ちが沈んでくる。いやな感じがする、早く退散しよう」と思ってしまう家があります。だれでも何となくそういう気配のようなものを感じるのではないでしょうか。

しかし、場を左右するのは土地や環境だけではありません。楊名時先生について記したように、そこに住んでいる人のエネルギーの高低も、場の善し悪しを決定します。いのちのレベルの高い人、あるいはそれを高くしようと努めている人、そういう人が多ければ多いほど、いい場が創れるはずです。

したがって「場」の善し悪しとは、相互に影響し合う「場所」（シチュエーション）と「人」のエネルギーで決まると言い換えることができます。いい場のエネルギーを受け取ることによってその人の「いのち」のエネルギーが高まることもあれば、「いのち」のレベルが高い人が集まってその場のポテンシャルが高くなることもあります。逆に、エネルギーが低下した場の影響を蒙《こうむ》って、そこにいる人の場が低下してしまうこともあるし、エネルギーの低い人がその場のレベルを落としてしまうこともあるはずです。

そこで印象深く思い出すのは、ある女性の患者さんです。

もう十年近くも前のことになりますが、彼女がわたしの病院へやってきたときは、乳がんが再発して子供の頭ぐらいの腫瘍ができていました。中心部は崩れてぐじゃぐじゃになって、出血したり、膿をもったりしている。ほかにもわたしの握りこぶしぐらいのリンパ腺転移がありました。よその病院に通っていたのですが、「もう西洋医学では手の施しようがない」といわれて気功の治療に切り替えたそうです。そうしたら腫瘍が消えたわけではないけれども、気分もよくなり食事も摂《と》れるようになったそうです。しかしこの状態では、いずれ病院の世話にならなければならない。そこで気功の先生から、「だったら、いまのうちに帯津先生のところへ行きなさい」といわれて、わたしの病院へ来たのだといっていました。

たしかに歩くのも容易ではないし、出血で貧血もひどい。わたしは入院するように勧めたのですが、本人は「気功も続けたいから入院はしたくない」といいます。それで通院と決まりました。

当の彼女はすごく明るい人でした。きれいな目をした人で、いつも笑っている。いっしょに付いてこられたご主人も非常に明るい表情をしていました。

そうした明るさはどこからくるのか。——自分は毎日を充実して生きているという自信があるから明るいのだろう、というのがわたしの解釈でした。じっさい彼女自身、「わたしはいずれ近いうちに死にます。でも、それまでは精一杯生きたいから、先生、どうか手伝ってください」といっていました。

これは最近知ったのですが、ローマの抒情詩人ホラチウスの詩に〝carpe diem〟（カルペ・ディエム）という言葉が出てくるそうです。「現在を楽しめ」「時を捉えよ」といった意味だといいますが、おそらくは彼女もそうした心持ちだったのではないでしょうか。「カルペ・ディエム！　いまを一所懸命に生きるんだ！」という真摯《しんし》な思いが、その明るさを支えていたのだと思います。

彼女は二週間ごとに病院に通って来ました。どこの病院へ行っても常識的には「一、二か月の命」といわれるような患者さんで、しかも「どうせ長くないんだから、わたし、食餌療法はしたくないわ」といってやめてしまったり、「苦い漢方薬はいやなんです」といって漢方薬も飲まなくなってしまったのに、通院しながら一年もちました。腫瘍が消えたわけではないけれども、病状は少しずつよくなっていました。

ところが、わたしがモンゴル旅行に行って帰ってみると、ひどい呼吸困難で、とうとうわたしの病院に担ぎ込まれていました。その二、三日後には肺水腫を起こして、ベッドから離れられない。そんな状態でした。チアノーゼといって、血中の酸素が不足する状態に陥って意識が薄れ、皮膚も青くなる症状を引き起こしている。

見ている目の前で患者さんが黒くなっていくので――わたしはふだんそんなことはしないのですが、気管にチューブを差し入れて人工呼吸器をつけました。するとご主人が脇から「わたしはもう諦めているから、そんなことはしないでください」といいます。それでチューブを抜くと、やはり皮膚が黒くなっていく。だからまた呼吸器をつける。すると、ご主人がまた「やっぱり抜いてほしい」という……。

そんなことを繰り返しながら翌日になると、状態がだいぶよくなってきました。ところが本人は、「わたしは今日死にます。そんな気がするんです」という。そして、彼女は伊豆大島の出身でしたが、「わたしはもう今日死ぬのだから、どうしても今日のうちに大島へ帰りたいんです」といいだした。「何がなんでもわたし、大島の青い海を見てから死にたいんです」と。

しかし、とてもそんな身体ではありません。これでは大島へ帰る途中に死んでしまうかもしれない。わたしはそう忠告したのですが、どうしても聞き入れません。「途中で死んでもかまいません」というのです。ご主人も、できることなら大島に行かせてやりたいといっていました。仕方なく大島の病院に電話をかけ、彼女を受け入れてほしい旨を伝えてから、船の手配をしました。

その翌日の朝の四時ごろ、彼女は病院を出発して行きました。わたしも見送りに出ましたが、そのときの彼女はじつにいい顔をしていました。「では、また！」といった明るい声も耳に残っています。

その日の夕方、大島から、無事に着いたという連絡がありました。しかし、わたしは正直いって、あと二日か三日もてばいいほうだろうと思っていました。

それから三か月ぐらいたったころでしょうか、大島から電話がありました。毎日の忙しさに彼女のことも忘れかけていましたが、一瞬、亡くなったのだなと思いました。家族がその連絡をしてきたのだろうと、受話器を取ったところ、なんと本人からの電話です。「先生、こっちはアワビや伊勢海老がおいしいわよ」などと暢気《のんき》なことをいっています。その元気なことといったら川越（帯津三敬病院）にいたときの比ではありません。常識ではとても考えられない回復ぶりでした。

そのときわたしは、彼女は念願の故郷に帰り、生まれ育ったふるさとの空気に包まれ、子供のときから親しんできた青い海を見て「いのち」が甦ったのだと思いました。自分が生まれた土地に戻って、そのエネルギーをもらって「いのち」の場が高まったのです。

彼女自身の心の持ちようと故郷という場の力がうまく作用して、医療を超えるはたらきが生まれたのだと思います。

伊豆大島というふるさとは、彼女にとって何ものにも代えがたい「いい場」だったのです。

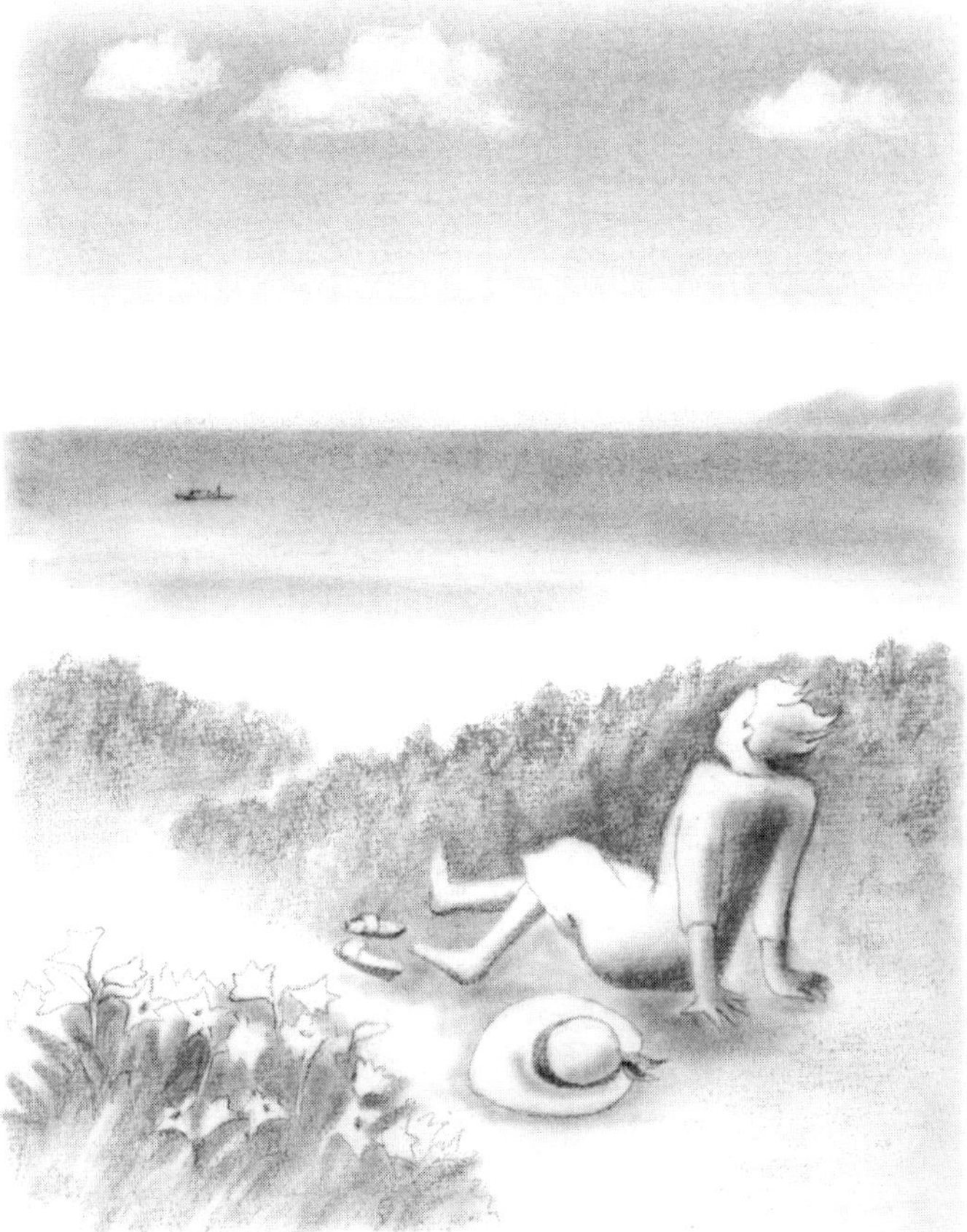

場の不思議

このように「場」はさまざまな局面をもっています。

みずからの役割を果たすべく人々が流れるように立ち働いている場、みんながやる気になって燃えている場、ゆったりとした時間が過ぎゆくなかで文字どおりの「大人《たいじん》」と盃を酌み交わす場、あるいは一瞬の間に青春時代に立ち返らせてくれる場、とても回復の見込みがなさそうな患者さんの「いのち」を甦らせた故郷という場――いずれもが「場」なのです。

最初に書きましたが、「場」は目には見えません。形もない。手で触《さわ》ることもできない。しかし、人を包み込み、人にはらきかけ、そしてその人の生き方にとても直截的《ちょくせつてき》に関わっています。その意味で、場とは、なにかとても大きな力というか、大いなる何か、なのではないでしょうか。

一九八四年、冬山のマッキンレーで消息を断った冒険家の植村直己さんは生前、作家の石原慎太郎さんにこう語ったといいます（石原慎太郎『わが人生の時の人々』文藝春秋）。

《僕のやっていることを他人はことさら危険なことばかりというかもしれないがそうじゃない。決して危険を意識してそんなことばかりをしてるんじゃないんです。ただ、僕は変わった人間なのか、都会に長いことといるとなぜか段々不安になってきて、このままだと自

分のどこかが狂ってきて駄目になってしまうような気がするんです。／だからああして外に出かけていくだけなんですよ》

植村さんにとって都会は居心地が悪くて、とても身をおいてなどいられない場だったのです。雪山や極地に立ったとき初めて「いのち」が震えるような思いがしたのだと思います。だから冒険に旅立った。マッターホルンやキリマンジャロ、エベレスト……といった大自然こそが彼の生きる「場」だったのでしょう。

北原白秋《はくしゅう》はこんな詩を書いています。

《薔薇ノ木ニ／薔薇ノ花サク。／ナニゴトノ不思議ナケレド》

バラの木にバラの花が咲くのは当然といえば当然です。しかし咲きほこるバラを見ていると、その向こうに何かとても不思議な力がはたらいているように感じられます。白秋は「ナニゴトノ不思議ナケレド」といっていますが、じつは不思議だと感じていたはずです。「ナニゴトノ不思議ナケレド」というのは一種の逆説でしょう。

バラの木に咲くバラの花、それはもう「大いなるいのち」としかいいようがない。あるいは宗教的な驚きのようなものかもしれない。そんな「何か」――いってみれば、時空を超える「いのち」を白秋は感じ取っていたのだと思います。

わたしのいう「場」もどこかそれに似たところがあります。「これ」と指さすことはできないけれども、しかしわたしたちを包み、わたしたちを生かしてくれている巨きな「何か」なのではないでしょうか。

第二章

場とは何か

西洋医学を乗り超えて

わたしが「場」を考えるようになったのは、西洋医学に限界を感じはじめたのがきっかけです。一九八〇年ごろのことですから、あれからすでに二十年以上が経《た》っています。

前章で記したように、当時わたしは都立駒込病院で食道がんの手術を専門にしていました。そして駒込病院はたしかにいい場でした。「なんとかがんを克服してやろう」という若い医師やスタッフの熱意と努力は、ひととおりのものではありませんでした。しかしそれにもかかわらず、がん治療がめざましい成果を上げるまでには至りませんでした。「アナルズ・オブ・サージェリー」という世界的に権威のある外科学の専門誌を見ても、がんの五年生存率はそれまでの五十年間ほとんど上昇していません。

わたしの専門の食道がんの場合、五年生存率は一五パーセント前後のところで頭打ちになっていました。「一五パーセント」という数字は、わたしがまだ駆け出しの医者で、いまから見るとあまり上等ではない環境のなかで手術をしていた時代とほとんど変わらない。ということは——いまの医療はどこかおかしいのではないか、基本的に何かが足りないから成果が上がらないのではないか、そう思うようになったのです。

そこでわたしが考えたのは、がん治療に中国医学を取り入れてみたらどうだろうか、ということでした。これまで医学の中心であった西洋医学は「部分」を見る医学であり、「点」を見る医学にすぎない、それがネックになっているのではないかと考えたからです。身体のなかの「点」（臓器）だけを見ていたのでは、医療が「いのち」にまで届かない。いのちにまで届かなければ、いくら医学が進歩したところで限界があるのではないか。

たしかに西洋医学は「部分」を見ることには長《た》けているけれども、部分と部分とのつながりを見たり、その関係を捉えようとする視線を欠いている。しかし、いちばん大事なのは点と点とのあいだのつながり、つまり「線」を見ることではないのか。それがわたしの直観でした。そこで「線」を見る医学、「つながり」を見る医学は何かと考え、辿《たど》り着いたのが中国医学だったのです。

中国医学には「弁証論治《べんしょうろんち》」という考え方があります。中国医学では、この病気の場合はこの薬、あの病気のときはあの薬といった医療は行いません。病気そのものだけではなく、患者さんの体質や病状、あるいは季節や職業などまで細かく見ていきます。患者さんの顔色を見たり、口臭を嗅いだりもする。そして「証」を決定します。それが「弁証」です。西洋医学の診断に相当します。一方の「論治」は治療にあたります。弁証によって得られたデータに基づいて治療方法を決めるわけです。といっても、直接患部を治療するのではありません。症状や体質、顔色、生活習慣など、患者さんの身体をまるごと相手にして、体内の崩れたバランスを回復しようとします。つまり、身体全体のつながりを見ます。

以上が「弁証論治」で、これこそ中国医学独特の考え方といえます。

じっさい、臓器というものは、心臓でも肝臓でも、身体のなかで孤立しているわけではありません。血液や神経、リンパ液などのはたらきによって他の臓器と連絡をとりながら身体全体として機能しています。

中国医学はそうした全体性を見ようとするのです。

それに対して西洋医学は障害の起こった臓器だけしか見ようとしない。だからがんのようなむずかしい病気を相手にした場合、壁にぶち当たってしまうのではないか——と考えたのです。

西洋医学と比較した場合、中国医学はたしかに科学的ではありません。しかし中国医学には、いま触れた弁証論治のように、長いあいだの経験に基づいて人間をまるごと見ようとする伝統があります。人間を機械のように扱って、臓器をその部品のように見ている西洋医学とはそこが違います。

西洋医学が「点」だけを見ているとすれば、中国医学は「線」に目を注いでいる。「関係」を重視する医学だといえます。

そう考えたわたしは、西洋医学だけではなく中国医学も取り入れた「中西医結合《ちゆうせいいけつごう》」をテーマとして掲げ、がんの治療にも漢方薬や鍼灸《しんきゅう》を取り入れてみようと思いました。しかし当時の日本には、中国医学をがん治療に活《い》かそうとする医師はほとんどいない状態でした。そこで直接中国へ出向いて、中国医学によるがんの治療現場を見てみることにしました。そのとき出会ったのが気功です。漢方薬や鍼灸よりも、わたしは気功によるがん治療に目を奪われました。気功こそが今後の中国医学のエース的な存在になるのではないかと思いました。

帰国すると、さっそく気功の勉強をはじめました。そのころすでに、わたしは調和道丹田呼《ちようわどうたんでんこ》吸法《きゆうほう》という呼吸法や八光流《はつこうりゆう》柔術を習っていましたので、そのポイントも取り入れて駒込病院で気功をはじめたのです。

ところが患者さんたちはほとんど興味を示してくれません。駒込病院は都内随一の最新医療設備を誇り、患者さんたちもその高度先進医療を当てにして来ていたわけですから、わたしがいくら呼吸法や気功を勧めてもだれも乗ってこないのも当然です。また、最初の一回は付き合ってくれても、二度目はもう姿を見せません。わざわざ病室まで迎えに行っても逃げられてしまう。そんなありさまでした。

その点では、同僚の医師たちも同じでした。がんの克服に燃えていた彼らですが、「中西医結合」というわたしの試みはなかなか理解できなかったようです。まだ時代が熟していなかったから仕方のない面もありますが、彼らにしても、がん治療に中国医学を取り入れることなど、考えも及ばなかったのです。

わたしも一時は挫《くじ》けそうになりました。中西医結合を諦めかけたこともあります。このまま西洋医学を続けたほうが賢いかなと、ふと思いました。

しかし、いったんはじめようと思ったことです。やはり、自分の考える医療を思う存分展開してみるべきではないか。そう思い直すと、外科医長を務めていた都立駒込病院を思い切って辞め、生まれ故郷の川越市に自分の病院（帯津三敬病院）を開きました。

自分の考える医療を実践するには、どうしても自分の思いどおりになる病院をつくる必要があると考えたからです。

病院がオープンしたのは、一九八二年十一月一日でした。

隙間の秘密

新しい病院をつくっても、「なぜ中西医結合なのか」ということを医師や看護師さん、患者さんたちに分かってもらわなくては話が進みません。駒込病院時代は、患者さんはもちろんのこと、同僚の医師たちにもなかなか理解してもらえなかった試みです。この中西医結合の必要性をどう説明したらいいいか。

とりわけ、病院でいっしょに働いてくれる仲間の医師にそのポイントを理解してもらわなくては、わたしが考えている医療（中西医結合）を実践することができません。

点ではなく線、あるいは「つながり」ということを分かってもらうためには、それをどう表現したらいいのか。臓器と臓器のつながり、細胞と細胞のあいだの関係、あるいは遺伝子と遺伝子の連絡……そうした全体性をいかに伝えるべきか。

そのときふと思いついたのが、われわれの「身体の中」でした。

わたしは元来が外科医ですから、年中胸のなかやお腹《なか》のなかを見ています。そこはどうなっているか。身体のなかは隙間だらけです。肺と胸壁、肺と心臓、肝臓と胃、横隔膜と肝臓、胃と膵臓《すいぞう》……といった具合に数え上げていったらキリがありません。臓器と臓器のあいだには無数の隙間があって、一種特異な空間を形成しながら身体全体のバランスをとっています。その隙間・空間が人間の身体の複雑かつ精妙なつながりを生み出しているのではないかと考えついたのです。

そうした隙間があるから手術もできるわけです。手術は隙間を利用して成り立っています。隙間がなかったら危なくて手術などとてもできません。臓器同士がぴったり密着して缶詰のコンビーフのような状態になっていたら、メスを入れたとき他の臓器を傷つけてしまうかもしれないし、重要な血管を切ってしまうかもしれない。ところが実際には隙間があります。だから手術ができるわけです。

わたしの専門である食道がんの手術をするときは、まず胸を開けます。すると肺が出てきます。その肺を避《よ》けて食道が見えるようにする。それから手術にとりかかるわけですが、肺を避けることができるのも、身体のなかに隙間があるからなのです。

お腹を開くときも同じです。メスで皮膚を切って、皮下脂肪を分けて筋膜の集まった組織にメスを入れる。その下に腹膜が現われる。腹膜はきわめて薄いから、下には胃や大腸が透けて見えます。その腹膜をピンセットでつまみ上げて、その下の臓器とのあいだにテントのような空間をつくります。二本のピンセットでつまんでできたテントの頂上にメスを入れれば、腹腔内の臓器を損傷する心配はありません。

胃切除の際も、胃の裏側に手を入れて胃袋を手の内にして手前に引き寄せる。胃袋をこちら側にもってきてしまえば、その向こう側に太い血管があったとしても手でそれを遮《さえぎ》ることができます。そして、それから手術にとりかかります。

簡単に空間が見つかって、そこにすっと手を差し入れることができたときは、あ、いい手術ができるなという実感があります。

このように、身体のなかに隙間があるからこそ手術も可能になるわけですが、じっさい、手術の上手《じょうず》・下手《へた》は隙間の扱い方の巧拙による、といわれているほどです。

庖丁の話

こんなふうに体内の隙間のことを考えていたとき、ふと思い出したのは中国の古典『荘子《そうじ》』「養生主篇」に出てくる庖丁《ほうちょう》の話でした。

魏《ぎ》（梁《りょう》という説もある）という国に文恵君《ぶんけいくん》という王さまがいて、彼には丁《てい》さんという料理番がついていました。「庖《ほう》」というのは料理番という意味だそうです。料理番の丁さんだから「庖丁」（「ほうてい」転じて「ほうちょう」）です。彼は牛をさばくのがとても巧みだという評判だったので、文恵君が「おれの前でやってみろ」といいます。

《庖丁の手がふれるところ、肩をゆるがすところ、足のふむところ、膝をかがめるところ、あるいはばりばりと、あるいはざくざくと、刀がたてる音はさえわたり、どれも音楽の調べに合っている》（森三樹三郎訳「世界の名著」『老子・荘子』、中央公論社）

ものすごい庖丁さばきで、文恵君も「技もここまで至れるものか」といって褒めました。すると庖丁は「お言葉を返すようですが、わたしはこれを『道』と思っております」と答えます。「技」だとは思っていない、「道」だというわけです。そして自分の「これまで」を話しはじめます。

料理番になりたてのころは自分でも何をやっているのか分からなかった。ただめちゃくちゃに切っていた。ところが修業するうちに、やがて一つひとつの部分が見えるようになってきたといいます。

《いまでは、私は心だけで牛に向かっており、目では見ておりません。感覚のはたらきは止まってしまい、ただ心の作用だけがはたらいているのです。ひたすら自然のすじめのままに刀を動かし、骨と肉とのあいだにある大きなすきまを切り開き、骨節にある大きな穴のところに刀を通し、牛のからだにある自然のすじめを追っておりますから、刀が骨と肉のからみあった難所にぶつかることはありませんし、まして大骨にあたることはありません》(同上)

筋肉と筋肉のあいだ、臓器と臓器のあいだには隙間があることが分かってきたというのです。そして、その隙間は思ったより広いということも分かった。そしてその隙間に庖丁を入れると、全然どこにも触らないで切れるようになった。しかも、そうすると刃こぼれもしない。

《私の刀は、いまでは十九年になり、料理した牛は数千頭にもなっていますが、まるで砥石からおろしたてのようで、刃こぼれ一つありません。／もともと骨と節とのあいだにはすきまがあるのですし、刀の刃には厚みというものがありません。厚みのないものを、すきまのあるところへ入れるのですから、いくら刀の刃をふりまわしても、必ずじゅうぶんすぎるほどの余裕があります》(同上)

庖丁はそんな話をします。それを聞いて文恵君は「われ、養生の道を見たり」と讃嘆します。文恵君はなぜ包丁の達した境地を「養生」と呼んだのか。

庖丁がすでに無為自然の域に達していたからだと思います。意識して何ごとかをなすわけではないけれども、しかしそれは作為《さくい》など及びもつかないような地点にまで達している。これこそが老子のいう「為《な》す無くして、為さざる無し」ではないか。

それと同様に、養生の秘訣も自然に従うだけで妙な作為はしないことだ。荘子《そうし》はそういいたかったのではないでしょうか。

養生については、後世の人もいろいろなことをいっています。『養生訓』で有名な江戸時代の儒学者・貝原益軒《かいばらえきけん》は「養生とは自然の理《ことわり》に従って生きることだ」という意味のことをいっています。

隙間に従って自然に庖丁を滑らせるのも同じことです。荘子はあの時代（紀元前四世紀）にすでに養生の本質を喝破していたのです。

そうした庖丁のエピソードや益軒の言葉を思い浮かべてわたしは、やっぱり隙間だ、空間には何か重大な意味がありそうだと、改めて感じました。

余談になりますが、庖丁の逸話については横山大観も絵に描いています。「游刃余地有り」《ゆうじん》という絵です。これを描いたとき彼はこういっています。――日本画には宇宙が描かれていなければいけない、霊性が描かれていなくてはいけない――と。「物象を借りきたって霊性を描くのが日本画である」ともいっています（この横山大観には、「ピカソやマチスやブラックがいかに優れていようとも、霧や風や雲を描かせてみろ。ましてや音などは描けないじゃないか」という言葉もあります）。そうして『荘子』に出てくる庖丁の絵を描いたのです。彼は暗に、空間には何か霊性が宿っているということをいいたかったのかもしれません。

大観の庖丁の絵が無性に見たくなったので調べてみたら、国立博物館にあることが分かりました。ところが問い合わせてみると、ああいう絵は、ふだんはしまってあるといいます。何か催しがあるときに出すというのです。そして、「そんなにご覧になりたいなら今度催しがあるとき、必ずお知らせしますから」といって住所と名前を訊かれました。わざわざそんなことまでして見なくてもいいやとも思いましたが、一応電話番号を伝えておいたところ、一、二年して連絡がありました。そこで国立博物館へ行き、初めて「游刃余地有り」の実物と対面することができました。

横山大観の作品では、たとえば上野の不忍池のそばの「横山大観記念館」に飾ってある「洞《どう》庭《てい》の夜」などはいい絵だと思います。わたしは絵に詳しいわけではありませんが、あれに比べた場合、「游刃余地有り」は少々見劣りするのではないでしょうか。しかし見たくて仕方がなかった絵ですから、実物を見てなにか思いを果たしたような満足感があったことはたしかです。

目に見えない「つながり」が大事

身体の全体性を重視する中西医結合をどう説明したらいいか――そんなことを考えていたとき、隙間の重要性に気づき、『荘子』を思い出し、大観の絵を見て、隙間には何か目に見えないつながりを媒介するはたらきがあるのではないかと、思い至りました。

「つながり」といっても、この場合は神経とか血管、あるいはそのなかを流れるホルモンなどの問題ではありません。そうした目に見えるつながりはひとまず放っておいて、隙間という場で編み上げられる目に見えないつながりこそが大事なのではないか、と思ったのです。

たとえば、物質の最小単位ともいうべき原子も隙間だらけです。物質をどんどん分けていき、もうそれ以上分けることができない小さな粒が原子で、その大きさはだいたい一センチの一億分の一といわれておりますが、そんな小さな原子も隙間ばかりなのです。

この原子は、原子核とその周りを運動する電子からなっています。……原子核の大きさは10^{-15}メートルですから、10^{-10}メートルという原子の大きさに比べるとはるかに小さい。原子核をリンゴに見立てると、電子は半径五キロメートルの円を描きながら、その周りをまわっています。ちょっとその様子を想像してみてください。リンゴを真ん中において、その五キロも先（！）

をぐるぐるまわる小さな電子。そのほかには何もない空間……。じつに原子の九九パーセントは空間（隙間）なのです。

また神経細胞は、一個の細胞から次の細胞へと刺激が伝わっていきます。細胞と細胞のあいだにはシナプスと呼ばれる接合部がありますが、じつはそこにも隙間があるのです。細胞自体がきわめて小さいから、隙間といってもほんのわずかな間隙《かんげき》にすぎません。しかし接合部には明らかに隙間があります。そしてシナプスのその隙間に神経伝達物質が瞬間的に分泌されることによって刺激の伝達が行われています。隙間があることによって刺激が伝達されるのです。

そこでわたしが思ったのは、身体のなかの隙間にも同様に目に見えないつながりが走っているのではないかということでした。そうだとすれば、これは一種の「場」と呼べるのではない「隙間」と「つながり」のあいだには何か重要な関連があるはずです。

だろうか……。

電磁場《でんじば》などというときの、あの「場」です。

電磁波はわれわれの周りを幾重にも幾重にも重層的に走っています。外に出れば高圧線や携帯電話があり、家のなかにはテレビや冷蔵庫など家電製品があふれている。まさに電磁波だらけです。

電場とは、簡単にいえば電気の力が作用する空間です。磁場というのは、磁石の力が作用する空間、ないしは磁界が存在する空間です。電場や磁場がまだ解明されていないときは、なぜ雷が起こるのか、どうして鉄がくっつくのか、その理由は分かりませんでした。しかしいままでは電磁場が解明されたおかげで、地球上にはそうした電場と磁場が存在していて、振動する電界と磁界は電磁波となって空間を伝わっていくことが知られています。電磁波は光と同じく一秒間に三十万キロ（地球を七周半）走ります。その一秒のあいだにいくつ波がくるか、その差が周波数の違いです。波の多少によって電磁波の性質が異なります。地球上にはそうした「場」があります。

それと似たような「場」がわれわれにもあるのではないか。それは、わたしたちの身体のなかにもあるし、家族や友人とのふれあいのなかにもある。あるいはわたしたちとそれを包む環境のなかにもある……。

そんなふうにしてわたしは、隙間がつくる「つながり」を見ることは「場」を見ることではないかと思うようになりました。

場とは何か

「場」とは何か。その定義はいろいろありますが、『岩波科学百科』（岩波書店）を引くと次のように出ています。

《川の水の流れ全体にわたる空間において、川のなかの各点ごとにそこを通過する水の流れの速度を考えて、その総体を、流れの場という。このように、空間のある領域にわたって分布している物理量を、ひとまとめにして考えたものが場である。電界（電場）や磁界（磁場）は場の一種で、場のなかにおかれた電荷や磁極（または電流）は、遠くにあるべつの電荷や磁極から直接に力をうけるのではなく、場と作用すると考える。万有引力の場、電磁現象をあらわす電磁場などは、物理学の基本的な場である。また量子力学では、すべての素粒子に対応して場を考える》

いかにも硬い定義で、一度読んだだけではなかなか頭に入りませんが、簡単にいえば「場」とは、「ある物理的な量が、ある空間に連続的に分布している状態である」といえると思います。部屋のなかには電場と磁場が連続して分布しています。電界や磁界は、部屋のなかを縦横に走って、しかも混線することなくさまざまな作用を及ぼしています。そうした状態が「場」にほかなりません。

すでに触れたように、身体は単なる臓器の集合体ではありません。体内には無数の隙間があります。わたしはその隙間に生命エネルギーの粒子のようなものが重層的に分布して、特異な「場」を形成しているのではないかと考えるようになりました。そうだとすれば電磁場という言葉に倣《なら》って、そうした場を「生命場《せいめいば》」と呼んでもいいのではないでしょうか。

手術のとき病んだ患者さんの身体を開いてみると、そうした生命場の乱れはほぼ見てとることができます。その臓器がどれくらい病んでいるか、だいたい分かります。

いわば、わたしたちの身体のなかには「生命場」とでも呼ぶべき場があって、そこには電磁波のように「いのちのエネルギー」がはたらいているのではないか。だから、朝起きたとき、「おっ、今日は気力が充実しているな」と感じられることがあるかと思えば、もうひとつ気分が乗らない日がある。あるいは仕事に没頭できるときと、そうではない場合。自然に心がときめくような日と、なんだか思い屈するような日……。

そうした落差が生じるのはやはり「いのちのエネルギー」の高低、ポテンシャルの満ち欠けによるのだと思います。そうだとすれば、「いのちのエネルギー」がはたらく「生命場」が乱れたとき病気になる。わたしたち医師の仕事は、この乱れた場を、もとの正常な場にととのえることです。逆にいえば、乱れた場を整えるのが医療であるということもできます。

周波数になぞらえていうなら、一秒間に走る波の多少によって周波数が違ってくるように、「いのちのエネルギー」の高低によって、生命場のポテンシャルもずいぶん違ってくるのではないか——わたしはそんな仮説を立ててみたわけです。

ただし、その生命場の概念は、電磁場などとは決定的な違いがあります。それは、電磁場はすでに科学的に解明されているのに対して、生命場のほうはまだ現代科学では究明されていないことです。われわれが生き、考え、働き、遊び、そして泣いたり笑ったり怒ったりするのは、やはり何か生命を生命たらしめている物理量があるからだと思うのですが、そうした生命場はまだ解明されていません。

しかし、このいまだ解明されていない「いのち」の物理量、すなわち「生命場」に目を向けなければ真の医療に達することはできないだろう、というのがわたしの直観でした。

清水博先生との出会い

そうした考えをまとめるにあたって、決定的な役割を果たしてくれたのは清水博先生（東大名誉教授、金沢工業大学「場の研究所」所長）です。

先生がまだ東京大学の薬学部教授だったとき、わたしは講演をお願いしたことがあります。一九九一年の夏、わたしは仲間といっしょに「アジア気功科学研究会」をつくりました。当初は裏方でいいと思っていたのですが、会長の座に就くべき人が途中で降りてしまったため事情が変わり、急にわたしにお鉢がまわってきました。大変な役まわりだけれども引き受けざるをえなくなってしまいました。そして、設立総会の記念講演をどなたに依頼しようかという話になったとき、わたしは清水先生の『生命を捉えなおす』（中公新書）という第一級の名著を思い出し、先生にお願いしようと提案したのです。

手紙と電話でコンタクトを取りましたが、清水先生は最初はあまり気乗りがしないようでした。「わたしにはそんなところへ行ってしゃべるようなことはありませんから」と、素っ気ない口ぶりです。そこをなんとか口説き落として、やっとのことで講演を受けてもらったわけですが、その講演の前、打合せも兼ねて東大の研究室をお訪ねしていろいろお話ししたのが、清水先生との初対面でした。

先生は、当時わたしが自分の病院で試みていた中西医結合を評価してくださったあと、こう問いかけてきました。「ところで、東洋医学とは何だと思われますか」。いきなりそう訊かれたものですから少々面食らいました。そのときとっさに答えたのが、東洋医学とはエントロピーの医学だと思うという返事でした。

エントロピーというのは簡単にいえば、どんな物でも放っておけば劣化し、壊れていくという原理です。形あるものは必ず壊れる。机や椅子は古くなればガタガタしてくるし、部屋にしても掃除をしなければゴミがたまって埃だらけになる。そういうふうに物事の秩序が乱れていくことを「エントロピーが増大する」といい、すべての物は自然にエンロトピーが増大する方向に向かうとされます。

人間の身体にもこの法則は当てはまります。肺や心臓、胃や肝臓、さらには爪や髪にいたるまで、それを個々の物質とみれば、どれもみな徐々に古くなって最後には崩壊します。これはたしかです。

ところが、その一方でわたしたちの身体は、熱が出ても安静にして何日か寝ていれば熱は下がるし、傷をつくってもいつの間にか傷口はふさがってしまいます。人体にはエントロピーを減少させる力も作用しているのです。清水先生ご自身、『生命を捉えなおす』のなかで「生命とは秩序を自己形成する能力である」と書かれていますが、いのちあるわたしたちの身体にも「みずから秩序をつくり出す能力」があるからこそ、病気になっても回復しようという力がはたらくし、汗をかいたり息を吐いたりしながら体内の老廃物を捨て去り、エントロピーを減少させようとします。そうしたはたらきが「自然治癒力」といわれるものです。

つまり人体では、臓器が古くなってはたらきが落ちていく一方、逆に「エントロピーの減少」という不思議なことも起こっているのです。わたしは、エントロピーを減少させるそうした力、すなわち「秩序を自己形成する能力」を生命エネルギーのはたらきと捉えていました。

わたしたちの身体の秩序が乱れると、そこに障害が生じ、それは病気というかたちで外に現われます。病気とは「いのち」の秩序に何らかの歪《ゆが》みが生じた状態です。

そういうかたちで、目に見えない生命力（「気」もそのひとつです）に注目するのが東洋医学の特徴だと考えていましたので、清水先生の問いにもだいたいそのような趣旨のことを答えました。

するとと先生は「そういう考え方もあるでしょうが、わたしは、東洋医学は『場の医学』だと思っています。『気』というのも場の情報ですよ」といわれたのです。

「場の医学」といわれてハッとしたのを覚えています。そのときの情景も頭に残っています。――先生と対座していた研究室にはストーブがおかれていました。そのため一瞬、冬のことだったかな、と錯覚しそうになりますが、ストーブには火が入っていなかったし、部屋のなかはむしろ暑いくらいだったので、その年の春か初夏の出来事です。

清水先生にそういわれたとき、「エントロピー」と「場」は即座に結びつきませんでした。しかし先生にそう指摘され、改めて「場」という問題を考えはじめると、そのふたつはすぐに結びつきました。

エントロピーというのは「場」のなかのはたらきなのではないかと思ったのです。上に述べた「生命場」という考えに辿《たど》り着く前のことでしたから、明確に意識したわけではありませんが、わたしたちは何か大きな「場」のなかにあるのではないか、生命を育む「場」に包まれているのではないか、というようなことを思いました。

そうした場のはたらきとして、たとえばエントロピーがあり、「気」があるのではないか。

つまり、わたしたちの「いのち」や「こころ」を支えるような場があって、それを動的に把握するとエントロピーやエネルギー、気といった問題になるのではないだろうか、と考えてみたのです。

電磁場であれ、気場であれ、それは一定ではありません。つねに変化しています。それと同じようにわれわれの生命の場も刻々と変化している。すると、そこには波動が生じ、エントロピーやエネルギーが生じる。エントロピーや気がはたらくのは、そこに場があるからです。そうだとすれば、言わんとしていることは清水先生もわたしも同じなのではないか。あとになって、そういうことに気づきました。

「大きな場」に包まれて生かされている

その清水先生は最新刊の『場の思想』（東京大学出版会）のなかで「場」についてこう記しています。

《場とは何かを聞かれたときに、私は次のように答えることが多い。「あなたの体をつくっている細胞の一つを想像してください。その細胞があなたの生命——あなたの体全体に宿っている生命——をどのように感じるでしょうか。あなたがその細胞になったつもりで考えてください。そのときにあなたが感じるもの、それが場なのです」。分かりやすく言えば、場とはこの場合は自分を包んでいる全体的な生命の活《はたら》きのことである》小さな小さな細胞が、自分もその一部である臓器を見上げ、さらにその臓器をふくんだ身体全体に思いをいたす。そのときどんな感じがするだろうか。細胞からすれば、身体はまさに「いのちのエネルギー」に満ちあふれた宏大な広がりと感じられるのではないか。それこそが「場」だといいます。

これを逆にいえば細胞は、大きな生命体であるわたしたちの身体という場のなかに生きているのです。身体という場を離れては生きられない。場によって生かされている、ということができます。

同様にわたしたちも、何か大きな場によって生かされているのではないか。つまり、わたしたちはけっしてひとりで生きているわけではない、ということです。たしかに「わたし」という存在は皮膚に包まれた一個の個体です。しかし、それはただひとり、単独に存在しているわけではありません。細胞がわたしたちの身体のなかで生きているように、われわれも家族や仲間、あるいは社会といった「場」、ひいては宇宙、虚空といったもっともっと大きな「場」のなかで生き・生かされているのではないでしょうか。

清水先生はこう書いています。

《身体をつくっている細胞はそれぞれ互いに異なっているのに、私たちは人間という一個の生命体を形成している。しかも、私たちが生きている間に、特殊な細胞は別として、生まれては死ぬという生と死の循環を幾度となく繰り返している。立場を変えてみると、この地球に生きるさまざまな生き物も、この細胞のように地球という大きな生命体の中で生と死の循環を繰り返しながら生きてきたと考えることができるというのが私の考えである》（同上）

先生は「細胞と身体」の関係のアナロジー（類似）として「人間と地球」の関係を捉えています。――細胞はわれわれの身体という場のなかで日々生まれたり死んだり、生死を繰り返している。その間、人間という生命体は生きている。それと同様に、われわれ個々の人間が生まれたり死んだりしても、地球という大きな生命体は生きつづける。いわば細胞が身体という場のなかで生きているように、われわれも地球という大きな場のなかに生きている（生かされている）のだ、ということです。

わたしはよくこういってきました。――わたしという人間は、たとえばいま川越にいます。川越は日本にあり、日本は地球上にあります。その地球は太陽系にあり、太陽系は銀河系に、銀河系は宇宙に、さらに宇宙は虚空に浸《ひた》っています。虚空とは、宇宙を創造した広がりのある空間です。それだけに大変な生命力、エネルギーを有しています。そんな虚空という「大きな

わたしが感じるものは、じつは清水先生の「場」の感覚とも非常に近いものだといえそうです。
生きている（生かされている）のが、われわれ人間です。そんな大きな場をイメージするとき
われわれの生命場は虚空にまで広がっているのです。あるいは虚空にまで広がる場のなかで
場」に包まれ、生かされているのがわれわれ人間なのではないでしょうか、と。

「大いなるいのち」のはたらき

もちろんこうした感覚はだれの専売特許でもありません。げんに、わたしは先ごろ「週刊ポスト」から依頼されて、英文学者で詩人の加島祥造さんの『タオと谷の思索』（海竜社）という新刊本の書評をしましたが、その本にはこんなくだりがありました。

《すべての生きものの命は、年を重ねると変化し、退化し、老化するものと考えられている。私もそう思っていたから、二百歳の桜がみずみずしい花びらを持つのを見て驚いた。そしていま、なぜこんなことが桜にはできるのかを自分に問い、そうだ、命の活力は衰えないからだ、命そのものは不変なのだと思ったわけだ。／なぜなら、あらゆる動植物のなかに働く命は、大自然の活力（エナジー）だからだ。老子はこのエナジーをタオと呼ぶのであり、それが名のない領域からきて、動植物すべてのなかに命と名づけられて働く。そ

の活力をいかに用いるかは千差万別だが、活力自体は少しも衰えずに、流れ動いてゆく——

名のない領域にもどるまで》

そうなのです。「大自然の活力（エナジー）」の下では、個々の生命は生死を繰り返すとしても、「命の活力は衰え」ません。「命そのものは不変」です。

加島さんはまた、『老子』をきわめて独創的に訳出した『タオ』（筑摩書房）のなかで、「タオ」をこんなふうに解釈しています。

《タオは天と地のできる前からある。
その状態は
あらゆるものの混ざりあった混沌《カオス》だ。
そこは
本当の孤独と静寂に
満ちていて、すべてが
混ざりあい変化しつづける。
あらゆるところに行き渡り、
すべてのものを産むのだから、

大自然の母と言ってよいかもしれぬ。
こんな混沌は名づけようがないから、
私は仮りに道《タオ》と呼ぶんだが、もし、
この働きの特色はなにか、と訊《き》かれれば
「大いなるもの」と応えよう。
それは大きなものだから
遠くまで行く。
遠くまで行くから、
帰ってくる。》（老子道徳経第二五章「『大いなるもの』は帰ってくる」）

「タオ」とは、「すべてのものを産む」「大いなるもの」だというのです。これは、わたしたちを包む「虚空」という、わたしの感じ方ともぴったり合います。それは大いなるものだから、「遠くまで行き、帰ってくる」。このあたりの感覚もとてもよく共鳴できます。
この、加島さんのいう「大自然の活力（エナジー）」「大いなるもの」を、清水先生は「限りなく遍在的な生命」と呼んでいるのではないでしょうか。

《「限りなく遍在的な生命」は、少なくとも地上に生命が誕生して以来、引きつづいて存在し、それ自身創造的に進化（深化）しつづけてきた活《はたら》きであり、地球全体の細部にまで広がって限りなく遍在的であるために、「どこ、そこに存在している」と地球の上の空間的な位置を限定して示すことができない》（『場の思想』）

《個々の細胞は身体全体を直接的に認識することはできないが、遍在的生命の活きを「場として感じている」と私は考えている》（同上）

われわれも、われわれを包む「限りなく遍在的な生命」（大いなるいのち）を直接認識することはできません。しかし、それを「場として感じている」はずだというのです。

たしかに「場」は見えません。手で触れることもできない。しかし、だからといって無いわけではない。「こころ」だってそうでしょう。「こころ」は人間の身体のどこそこにあるということはできません。「こころ」は脳の作用であるといわれていますが、では脳のどこに「こころ」があるのかといわれたら、ここだと指さすわけにはいきません。だからといって「こころ」が無いわけではありません。「こころ」は見えないけれども、有ります。それと同じように「限りなく遍在的な生命」も有る。それをわれわれは「場」として感じるのです。

英文学者（加島祥造氏）も自然科学者（清水博氏）も同じように「いのち」を捉えています。「大自然の活力（エナジー）」と「限りなく遍在的な生命」というのは、単に呼び方の違いにすぎません。ついでにいえば、先に引いた北原白秋の「薔薇ノ木ニ／薔薇ノ花サク」という驚きも、同じことをいっているはずです。

細胞が浸っている身体という生命体。われわれ人間がそのなかに生きている虚空。「場」とは、そうした「大いなるいのち」の広がりなのです。

「主客非分離」の「コヒーレントな場」とは

清水先生がいいたいのは要するに、われわれは場の営みのなかで生きている、あるいは場のなかで生かされているということです。

そして先生は、そうした「場」は「コヒーレントな場」でなくてはいけないと続けます。コヒーレントな場とは、整合性のある場、調和的な場といった意味です。人と人とが調和的に存在することを「コヒーレントな状態」と呼んでいます。

少々むずかしい表現ですが、その反対を思い浮かべてみれば、それほど難解な話ではありません。たとえば、がん細胞です。がん細胞は全体の場などということは考えない。ほかの正常細胞と共通の場（共存在の場）をもとうとしない。ただ身体を侵すばかりで、身体に何も返すことはない。がん細胞は、身体という「いのちの場」を共有することがありません。清水先生は、われわれ人間はこのがん細胞のようなあり方（生き方）をしてはならないといっているのです。

正常細胞は細胞同士のあいだでコミュニケーションを保っています。細胞と細胞は石垣のように嵌《は》め込まれ、ただ並んでいるのではなく、それぞれ連絡を取り合い、身体を生かし、また身体に生かされながら存在している。そうしたつながりのなかで場を形成している。それを清水先生は「コヒーレントな場」と呼ぶわけです。

コヒーレントな場では「主客非分離」ということが重要になってきます。すなわち主体と客体が分離しないで、対等の立場で絡《から》み合う、ということです。がん細胞のように「おれはおれ」「お前はお前」といって他の細胞と無関係に勝手なふるまいをするのではなく、「我」と「汝」を画然と区別することなく、お互いの立場を認め合いながらコミュニケーションの石垣を築いてゆくようなあり方（生き方）、それが「コヒーレント」という言葉の含意だと、わたしは受け止めています。医療の現場でいえば、患者さんと医療者が分離していないような場、医師が一方的に患者さんを見下すようなことのない場、ということになります。

西洋医学はこれまで主客を分離してきました。医者は患者さんを治療の対象と考えていましたから、まるで壊れた機械を見るように、冷たい目で見ていました。主体と客体は分離していました。これではだめだというわけです。「主客非分離」で、医療者と患者さんはまさに一体にならなければいけない。医療者が優越性をもって患者さんに対してはいけないということです。一対一で、しかも対等な立場で関わっていかないといけない。

ところが、日本の医者にはそれができない人がとても多いのです。次章で述べるように医者側にエリート意識があるから、ついつい患者さんを見下ろしてしまうのです。まずはここから変えないといけない。そして、そこから場の営みとしての医療もはじまる、というのが清水先生の意見です。その点は、わたしもまったく同感です。

いのちの時空

ルネサンス期の天才芸術家にして科学者、またエンジニアでもあったレオナルド・ダ・ヴィンチは、われわれ人間をミクロコスモス（小宇宙）と見て、それはマクロコスモス（大宇宙）に照応《しょうおう》していると指摘しています。われわれの「知」や「技」は、そうした照応から生まれると考えましたが、これもやはり「場の思想」と呼んでいいのではないでしょうか。

じっさい生命場は、ダ・ヴィンチのいうように極微《ごくび》（ミクロコスモス）から極大（マクロコスモス）までの広がりをもっています。

生命のはたらきは、細胞で終わっているわけではありません。極微の方向に目をやれば、それは個々の細胞のなかにまで潜《もぐ》り込んでいます。細胞核につながり、さらに染色体、遺伝子にまでつながっています。逆に極大の方向に見ていけば、細胞から臓器、さらには人体、地域、地球、宇宙、虚空へとつながっている。

わたしたちのいのちを空間的に見れば、そういうことができます。遺伝子（極微）から虚空（極大）までの広がりがあるのが、われわれの場なのです。

では、わたしたちのいのちを時間的に見るとどうなるでしょう。

わたしはつねづね、われわれのいのちは片道百五十億年の大きな循環のなかにあるといってきました。

それはどういうことかといえば——わたしたちのいのちは両親から受けたものです。両親はさらにその両親（わたしから見れば祖父母）からいのちを受けています。そして祖父母は曽祖父母からいのちを受けている……。そういうふうに遡《さかのぼ》っていくと、結局は、百五十億年前のビッグバンによって宇宙が誕生する以前の虚空にまで行き着きます。

いわばわたしたちは始原のときから百五十億年かけてこの地球上にやってきて、いまここに生きているわけです。いま現在を生きている。「大いなるいのち」によって生かされているといっても同じことです。

しかし、この肉体もやがて滅びます。そうしたらわたしたちの「いのちのエネルギー」はまた百五十億年かけてもとの虚空に還っていく。

われわれのいのちは片道百五十億年の大きな循環のなかにあるのです。往復では三百億年になる遥かな循環のなかにある旅人、それがわたしたちの「いのち」です。

空間的には極微の遺伝子から極大の虚空にまでつながり、時間的には往復三百億年の行程をもつ「場」——われわれの「いのちの場」はこんな気の遠くなるような時空の広がりをもっているのです。

第三章

場と医療

世界の「場」は乱れている

いま、われわれを取り巻く場は明らかに低下しているように思います。いまなおテロ活動の収まらないイラクだけではなく、核開発に血道《ちみち》を上げる北朝鮮、決定的な解決の糸口がなかなか見つからないイスラエル・パレスチナ問題、あるいはユニラテラリズム（一国主義）と批判されようと覇権国家の道をまっしぐらに突き進むブッシュ大統領のアメリカ……といった具合に、世界はまさに難問山積、どこから手をつけたらいいのか皆目見当もつかない状況です。

あれは七、八年前のことです。わたしは白い世界地図を手に入れ、紛争の起こっている地域に赤い丸印をつけていったことがあります。赤い丸印はかなりの数にのぼりました。いまはもう続けていませんが、赤丸はそのときよりずっと増えているのではないかと思います。チェチェン、カシミール、アフガニスタン等々、数え上げたらキリがありません。

先に引いたサン＝テグジュペリの言葉にあるように、地球上の人間がみな同じ方向を見るようになったら諍《いさか》いもなくなるはずですが、しかし、みなが角《つの》突き合わせて「キリスト教だ」「いや、イスラム教だ」と宗教対立を繰り返し、また民族同士がいがみあい、民族紛争を激化させているのが現実です。

清水先生のいうように、「場」は本来、「コヒーレント」でなければなりません。人間同士、民族同士、また国同士、お互いに認め合うべきです。相手の立場を尊重し、敬うべきです。ところが実際はいがみあっている。これでは地球の場が低下するのも当然です。

こうした紛争に加えて環境問題も深刻です。無謀としかいいようのない森林伐採、大気汚染、あるいは地下資源の採掘。いずれも地球の自然な調和（コヒーレント）を乱すような仕業《しわざ》といわざるをえません。いってみれば、われわれは目先の利益や生活の便利さばかり追求して、地球がひとつの生命体であることを忘れてしまったのです。

だから戦争、災厄、貧困、殺人……が相次ぎ、地球の場は間違いなく低下しています。しかし、そうした現実はだれがつくったわけでもありません。われわれ人類がみずからつくってきたものです。本来は自然との調和のなかで生きるべき人間が、自然との接点を失い、自然から隔離された生活を送るようになって場を歪める結果になってしまったのです。

地球の悲鳴が聞こえる

翻《ひるがえ》って考えてみると、わたしたちの生活はずいぶん変わりました。わたしは昭和十一年（一九三六年）の生れですから、とりわけそういう実感があります。

わたしの子供時代は学校から帰ると、鞄を放り出して外へ遊びに行きました。川で魚を獲ったり、泳いだり、木登りをしました。子供と猫しか通れないような、家と家の隙間を通って空き地へ出てはベーゴマをしたり、メンコをしたものです。

クーラーなどはありませんから、真夏に学校から帰ると冷たい井戸水を飲み、水風呂に入る。それが何よりの消夏法です。バケツに張った水で冷やしたキュウリやトマトはご馳走でした。塩を振ったり、味噌をつけたりして食べるキュウリの味はまったく素朴ですが、とにかくうまかったという記憶があります。

家はみな木造で、障子と雨戸の向こうはすぐ外です。朝は庭先の鶏の鳴き声で目が覚めます。台所からは朝食の用意をする母親のまな板の音が聞こえます。そして、ぷーんと匂う味噌汁の香り。

夏の夕方の水打ちは子供たちの役目でした。熱した地面に冷たい井戸水を撒《ま》いたあとのあの涼しげな風情は、いま思い出しても懐かしさでいっぱいです。その代わり、台風のときなどは大変です。雨戸を飛ばされないように板を打ちつけたり、雨漏りする天井の下にはバケツをおく。当時はすぐ停電をしましたから、蝋燭《ろうそく》も用意しなければなりません。大人も子供も大騒ぎです。

それだけに、わたしたちの生活は自然と密着していました。自然と共存し、共生していました。

場の歪み

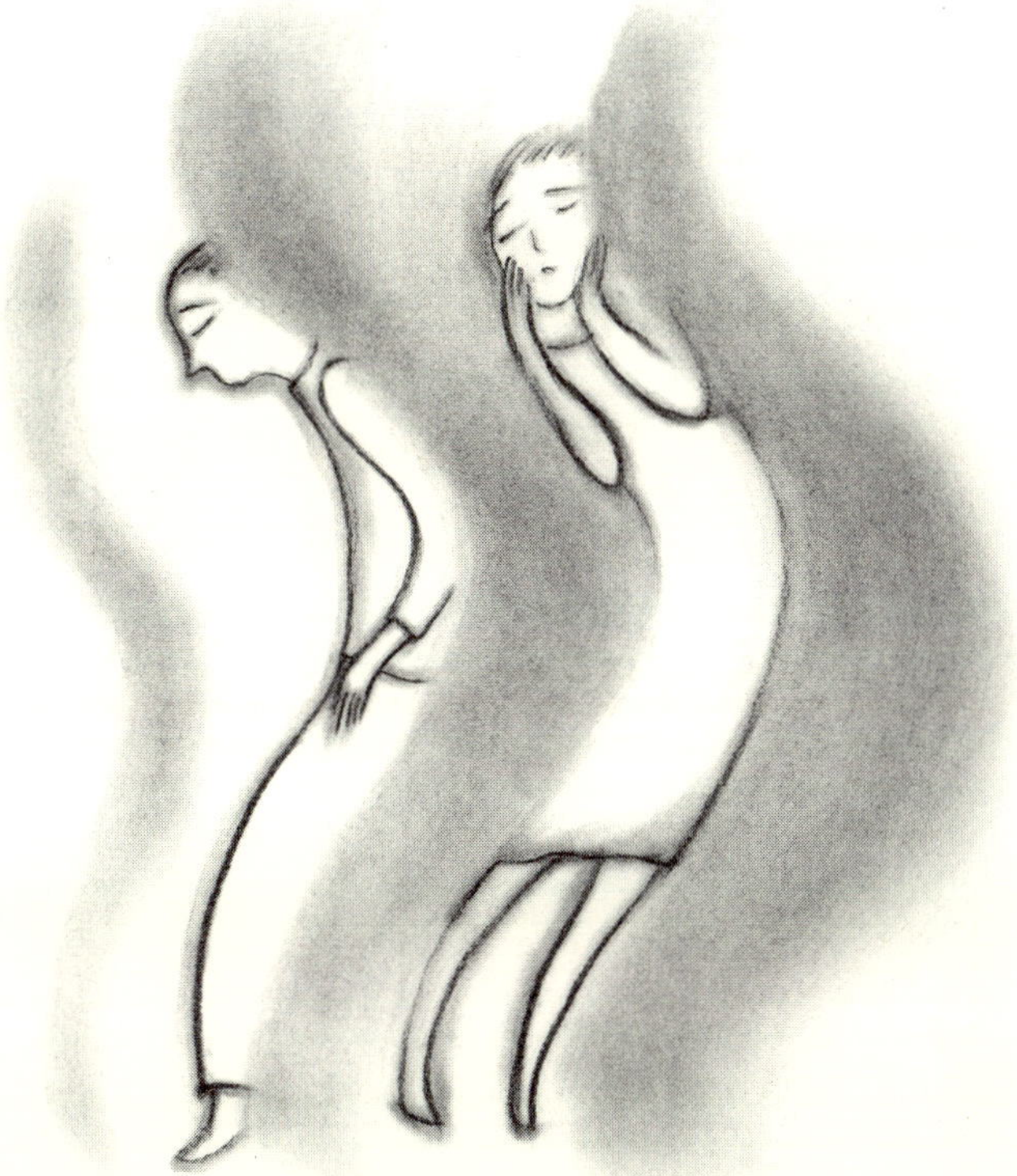

ところが現代はそうした自然を克服し、自然を隔離するような生活に変わりました。堅牢なマンション、完備された冷暖房設備、野菜や果物もいまや旬《しゅん》の感覚などありません。第一、路地は舗装されて土など見当たらない。自然の排除・無視・圧殺はすごい勢いで進んでいます。

そうした暮らし方の変化が地球にも影響を及ぼすのか、昨年は新潟中越地震が起き、スマトラ沖地震による大津波はアジア各地を広範囲にわたって襲いました。島を呑み込み、町を押し潰し、人々をさらっていった……。昨年の台風の到来回数なども、異常としかいいようがありません。

こうした激甚災害は、地球が「これではたまらない」といって上げる悲鳴ではないでしょうか。あまりにも場が荒れてきたので、生命体としての地球が自然治癒力をはたかせている結果だと、わたしは見ています。

われわれの身体に細菌がついて、それが喉《のど》や皮膚に害を及ぼすようになったら、どうなるでしょうか。われわれの身体は細菌を排除しようとして自然治癒力をはたらかせます。免疫力で細菌を殺そうとします。

それと同じことが、地球と、そこに生きるわれわれ人類のあいだにも起こります。人類が地球に対して害を及ぼすようになったら、地球もそうした害を取り除くべく最大限、自然治癒力をはたらかせようとするはずです。その現われが地震であり、台風であり、大津波であり、最近の異常気象なのだと、わたしは考えています。

これは何も突飛な考え方ではありません。「地球はひとつの生命体である」といったイギリスの有名な生態学者ジェームズ・ラブロックの『地球生命圏～ガイアの科学』（工作舎）をお読みいただければ分かります。そこでラブロックは、ガイア（地球）には人口過剰という問題も解決する能力がある、と指摘しています。それはおそらく新しい病気の出現か、熱帯の砂漠化による桁外《けたはず》れの飢餓といった姿をとって現われるだろう、と。

エイズの出現や、スマトラ沖大地震による大津波の甚大な被害を目の当たりにするとき、ラブロックの「予言」はけっして突飛なものとは思えません。

難病だけが残った

場の低下は病気の面にも現われています。

欧米先進国ではいま治りにくい病気だけが残っています。がん、膠原病《こうげんびょう》、アトピー性皮膚炎、エイズ……がそれです。

治りにくい病気だけが残るのは、それが西洋医学の範囲を超えた病気だからです。あるいは場の歪みに由来する病気だからです。そうした病気は通常医学、つまりこれまでの西洋医学では治しきれません。

身体だけの故障であれば、機械の故障と同じように治すことができます。心筋梗塞などは、管《くだ》が詰まった機械の故障と考えることができますから、機械を修理するようにして管の詰まったところの通りをよくすればいい。そうすれば治ります。ところががんや膠原病といった病気は、場のエネルギーが落ちたり、場が歪んだりしたために起こる病気である、といえます。それは機械の故障とは違います。

がんを例にとると、正常細胞をがん細胞に変化させる「イニシエイター」（発がん物質）とか、発がん物質によって変化した細胞の増殖を促進する「プロモーター」（がん促進物質）、さらには「がん遺伝子」などがよく取り上げられますが、長年患者さんと接してきたわたしは、どうもそうした肉体的なことだけが原因ではないと思うようになりました。最愛の人と死別したり、会社が倒産したり、といったストレスが引き金になるケースがしばしば見られるからです。

そんなストレスや衝撃的な出来事が、生命場を乱すのだと思います。あるいは、いのちのエネルギーを低下させる。そうした作用はわれわれの「こころ」や「いのち」といった、まだ科学的に解明されていない部分に深くかかわるものだから西洋医学では癒しきれないのだ、と考えていいのではないでしょうか。

最近の例では、親しい先輩ががんになりました。……胃がんでした。分かったときはすでに肝臓に転移して、がん性腹膜炎の状態でした。とても明るい人で、健康的なスポーツマンでした。そんな人がなぜ、と思いましたが、あとで聞いたところでは訴訟を抱えていたそうです。仕事上のトラブルから訴えられていた、というのです。それを聞いたときわたしは、なにも新聞や雑誌で取り上げられたわけではないのだから、そんなにストレスに感じなくても……と思いました。しかしその後、多少具体的なことを知ると、やはり相当な心痛だったことが分かりました。賠償請求の金額も大きければ、訴える側の舌鋒も鋭かったようです。溜まりに溜まったストレスが、あんなに健康だった人をがんに蝕ませてしまったのです。

もうひとつ、わたしが身につまされたのは——事業に失敗してがんが発症したケースです。その患者さんは脱サラをして、ある事業を興したのですが、どうもうまくいかない。そして悪戦苦闘した末、ついに倒産してしまいました。すると、債権者がどっと押しかけてくる。「カネを払え」という電話も昼夜を分かたずかかってくる。そこで、家族に迷惑がかからないようにと、離婚をした。その直後にがんになったのです。

こういうケースはとても多いわけですが、傍《はた》から見ていても、これはつらい。

その患者さんにしても、彼が平穏に過ごしていた時代に比べると、倒産して債鬼が押しかけてきた時期というのは、いのちのエネルギーがグーンと落ちていたのでしょう。失望、喪失感、悔しさ……といった、さまざまな感情が彼に襲いかかったと思います。それで場のエネルギーが落ちてしまった。

このように、現在治りにくい病気が「場」の歪みなどに起因するケースが多いとすれば、そうした病気に対しては、単なる対症療法ではなく、場を高め、さらに「いのちのエネルギー」を盛り返す手立てを考えなければならない。わたしはそんなふうに捉えています。

たしかに西洋医学には評価すべき点も多々あります。しかし、身体だけを見ている西洋医学には限界もあるのです。「修理」で間に合う病気はみな解決してきましたが、しかし「場」や「こころ」「いのち」に関わる病気は、身体の修理だけに専念する西洋医学では治すことができないのです。したがってこれからの医療は、そうした西洋医学をどこかで超える必要があります。

先にわたしが「点」ではなく「線」の医学といったのはそういう意味なのです。

よく「病は気から」といいます。この場合の「気」は、まあ、「気の持ちよう」ですから、心といったような意味でしょう。ところが正確にいえば「気」は心そのものではありません。

中国医学で「気」といったら波動のようなもので、「場」の状態をあらわしています。そうした「場」が大脳を通して、精神作用としてあらわれたものが心です。だから、心の本体はむしろ「場」のほうにある、といえるのではないでしょうか。

これを電波とテレビの関係にたとえるなら、電波が「気」で、テレビの映像が「心」になります。受像機が大脳のはたらきをする。つまり、電波だけではどんな番組が流れているのか、分かりません。受像機（大脳）を通してテレビ映像になってはじめて、番組の内容が分かります。

同様に、場がどんな状態にあるのか、わたしたちは直接それを見ることはできません。しかし自分の心の状態を見れば場の状態が分かります。その人の「いのち」のエネルギーが高いかどうかも、表情や人相を見れば分かります。場の状態が、その人のもつ雰囲気としておのずから外にあらわれ出てくるからです。

しかも、場と心はテレビと違って双方向ですから、場の状態は心に影響を及ぼし、心もまた場に影響を与える。場を高めていけば、いのちのエネルギーも高まり、内なる生命場に好影響を与え、自然治癒力も高まっていきます。わたしが、いい場を創ろう、といっているのもそういうことなのです。

ホリスティック医学は「場」の医学

当初、わたしが「中西医結合」をめざしていたことは前に触れたとおりですが、その後気づいたのは、たしかに中国医学は「つながり」を見る医学だけれども、しかしそれだけではまだ足りないということでした。なぜなら、それではまだ「こころ」や「いのち」の問題をカバーしきれないからです。

そこでさらにフィールドを広げていき、さまざまな代替療法（オールターナティブ・メディスン）も取り入れるようにしました。

代替療法というのは一言でいえば、本来の西洋医学以外の治療法すべての総称です。まだ十分に科学的な検証は済んでいないものが多いことは事実です。したがって代替療法の側では、自分たちはまだ客観性・再現性のない世界にいるのだから、患者さんに断定的なことをいって選択肢を奪ってはいけないという謙虚な考え方をもつことが必要です。しかし、だからといってこれは科学的ではないからと、一概に斥《しりぞ》けることもできない。それが代替療法といわれるものです。

わたしは医療というものを次のようにイメージしています。

まず真ん中に科学的な検証を経たオーソドックスな医学がある。その周辺に霧がかかったようにして代替療法がある。そのなかのあるものは、科学的な証明を経てオーソドックスな医療に組み込まれていく。そうすると、周辺に必ずまた新しい代替療法が出てきて、ぼうっとした領域をつくる……。これが繰り返されていく。

わたしは、西洋医学を捨てたわけではありません。西洋医学には西洋医学のよさがあって、これまでも多大な貢献をしてきたのは事実です。しかし、それだけではカバーしきれない領域があるのもたしかです。そこを代替療法で補おうというのが、わたしの考え方です。

この代替療法にはさまざまな種類があります。大きく分ければ次のようになります。
①伝統医学（アーユルヴェーダ医学、中国医学など）
②独自の思想に基づくもの（ホメオパシー、シュタイナー医学など）
③手技療法（オステオパシー、カイロプラティック、指圧、マッサージなど）
④心身相関療法（バイオフィードバック療法、瞑想、イメージ療法、アロマセラピー、音楽療法など）
⑤いわゆるエネルギー療法（気功、スピリチュアル・ヒーリングなど）
⑥食事・栄養療法（ゲルソン療法、マクロビオティック、サプリメント、断食療法など）
⑦薬物療法（丸山ワクチン、714Xなど）

わたしは、医療は戦術が多いほうがいいという考え方に立っています。軍隊にも陸軍、海軍、空軍と三軍があって、お互いに連携を取り合いながらそれぞれの役割を果たしています。医療もそれとまったく同じで、戦術・戦法はひとつでも多いほうがいい。だからわたしの病院では、一方で西洋医学を用いながら、もう一方で代替療法を取り入れているのです。気功や漢方薬といった中国医学だけではなく、ホメオパシーやイメージ療法、食餌療法など、患者さんが試してみたいという療法は積極的に採用しています。とにかく、患者さんが少しでもよくなることが第一ですから、焦らずに、いろいろな療法にチャレンジすることを勧めています。そうすれば必ず、その人に合った最適の方法が見つかるはずなのです。

ただし、ひとつに凝《こ》り固まってはいけない、ということは患者さんにいつもいっています。何かを盲信することは避けないといけない。代替療法を実践している患者さんには、ときどき西洋医学を毛嫌いする人を見かけますが、しかしある代替療法だけを盲信して他を顧みないのは危険です。

なぜそんなことをいうかといえば、ひとつの療法にのめり込んで、その方法を金科玉条のごとく崇《あが》めた結果、痛い目に遭ってきた患者さんを何人も見てきたからです。

それはともかく、わたしの病院では西洋医学を中心にして、気功やホメオパシー、イメージ療法等々、まだ科学的な検証ができていない代替療法も積極的に取り入れています。そうして、人間をまるごと見ようとしているわけです。

修理工をやめて庭師になろう

九〇年代初頭に発した代替療法の台頭は、いまや、統合医学に向かって進みはじめました。西洋医学と代替療法の統合です。「統合」というのは、英語では〝integrate〟といいます。この言葉には「積分」(integral)という意味もある。つまり、「足し算」ではない。現在あるさまざまな医学をいったんバラバラにして、さらにそれを集め直して、そこからまったく新しい体

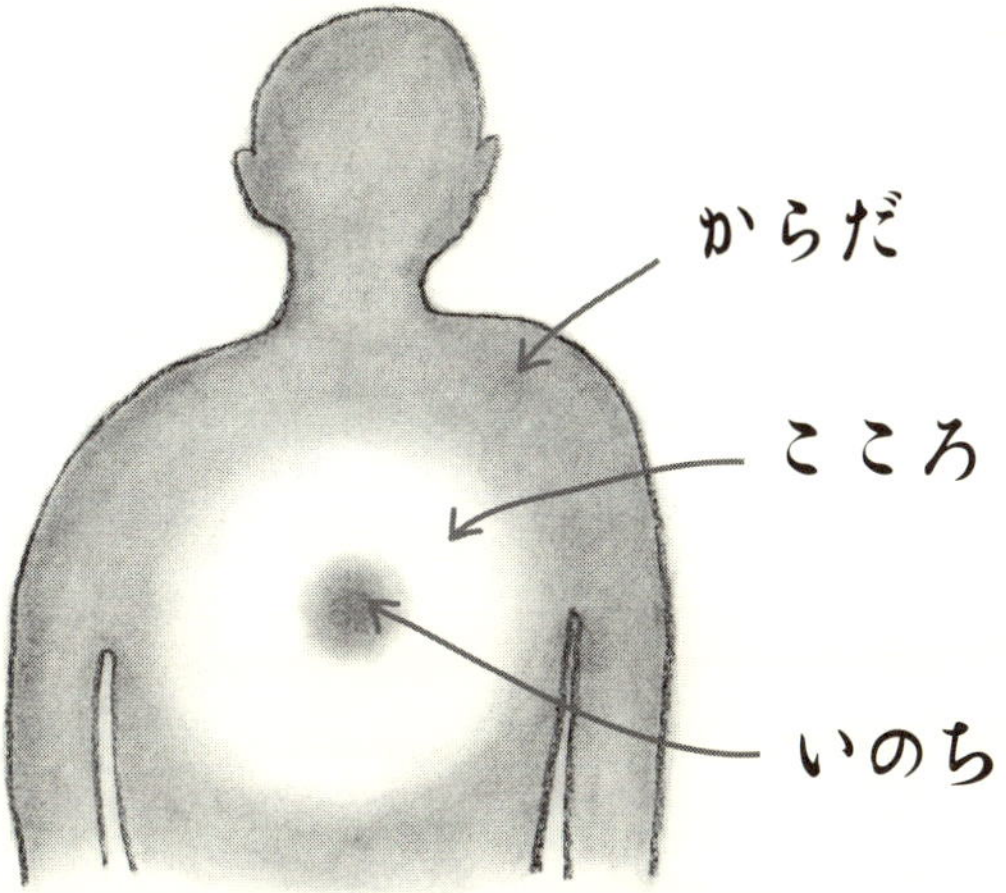

系をつくりだす。それが〝integral〟（積分）ということですが、医学もそうした方向へ進んでいくと思います。

もちろん患者さんに対しても、身体だけを見るのではなく、「こころ」も「いのち」も統合的に見てゆく……。

それをさらに推し進めていったものが「ホリスティック医学」です。

ホリスティック医学というのは、人間を全体的に捉える医学です。病気や健康、癒しといった問題は単に「からだ」（ボディー）だけではなく、目には見えない「こころ」（マインド）や「いのち」（スピリット）もふくめた人間の全体性と深く関係しています。したがって身体だけ治そうとしたのでは病気は治りません。やはり、「こころ」にも「いのち」にもコミットしていかなくてはいけない。それがホリスティック医学のめざすところです。

そこで思い出すのは「ホメオパシーの達人」といわれるジョージ・ヴィソルカスという人の言葉です。ギリシアでホメオパシーの学校を開いていて、世界中から大勢の人がその学校に通っています。ちょうど三年前（二〇〇二年）のことですが、わたしはわざわざギリシアまで会いに行ったことがあります。そのとき、彼はこういっていました。

「いちばん奥にスピリットがあり、その外側にマインドがある。さらにその外側にあるのがボディーです。病気が奥で起こっているときも、西洋医学はボディーの面だけで何とかしようとします。だから病気は一応治ったように見えるけれども、奥ではまだ疼《うず》いている。これではいけない。病気は、奥から治していかなければなりません」

まさにポイントを衝いた見方だと感心しました。

彼の「健康の定義」も、大事な指摘です。

「からだ」の健康とは、苦痛からの開放である。〝freedom from pain〟。これはだれもが納得できると思います。

では、「こころ」の健康は何か。情念からの開放だといいます。〝freedom from passion〟。わたしは「passion」を「情念」と訳しましたが、要するに、いろいろな「思い」です。思いは、やはりあまり多くないほうがいい。少ないほうがいいということでしょう。

三番目が「いのち」の健康。これは利己主義からの開放であるといっています。〝freedom from egotism〟。他人に思いを向けられないかぎり、スピリチュアルではありえないということ。これもなかなかいい意見だと思いました。

つまり、ヴィソルカスさんも病を「いのち」「こころ」「からだ」といった具合に全体的に捉えています。大きな場のなかで捉えている。

この意味で、ホメオパシーもふくんだホリスティック医学とは、場の歪みを直したり、低下した場のエネルギーを引き上げようとする「場の医学」と言い換えることができます。

だからホリスティック医学には、「修理工をやめて庭師になろう」というスローガンがあります。機械を修理するようにして患者さんに向かうのではなく、木や草花に語りかけるようにして患者さんに絡んでいこう、という意味です。庭師が一本一本の樹木の枝ぶりや葉の付き方を見ながら手を入れていくように、医療者も患者さん一人ひとりと、「こころ」も「いのち」もひっくるめて全人的に対していこうということです。

もっぱら科学的に検証の済んだことだけを扱う西洋医学の先生などからすれば、何か途方もないことをいっているようで、なかなか理解してもらえませんが、でもわたしは、患者さんをまるごと捉える医学というのがほんとうだろう、理想の医学だろう、と思っています。

わたしの危機感

ところが、そうした場の医学を追求しようとしているわたし自身の周囲を見まわしてみると、この数年その場が低下していることに気づきました。

わたしは一九八二年に自分の病院を開設し、それを一から育てて今日までやってきました。その過程では、医師や看護師、鍼灸師、心理療法士、薬剤師……みんなが力を貸してくれました。ところが、徐々に病院が大きくなるにつれ、わたしとは志を異にするスタッフがでてきたりして、川越の帯津三敬病院の「場」は少し変質してきているのではないか、なんだか場のエネルギーが低下してきているのではないだろうか、と思うようになったのです。

なかでも将棋の飛車や角のような働きをしてくれたのが山田幸子婦長と気功・鍼灸治療担当の鵜沼《うぬま》宏樹君です。ところが、そのふたりが病院を辞めるといいだしたときは、愕然としたものです。

山田婦長の場合は、いろいろな要素が重なって川越の場の居心地が悪くなり、辞めざるをえなくなってしまったようです。そこでわたしは昨春（二〇〇四年四月）、池袋のメトロポリタン・ホテルの地階に開設した「帯津三敬塾クリニック」に来てもらうことにしました。当初の構想では、山田婦長は池袋のクリニックのスタッフには入っていませんでした。彼女にはあくまでも川越の帯津三敬病院にいてもらいたかった、というのがわたしの本音です。しかし、それがそうもいかなくなってしまったのです。

鵜沼君はある日突然、「病院を辞めて自分で開業したい」といいだしました。昨年の三月を限りにわたしの病院を辞め、自分で開業するというのです。年齢も四十歳を過ぎているし腕もいいから、鵜沼君なら、開業すればやっていけるはずだと思いました。そこで、どこで開業するのか尋ねたところ、「場所はまだ決まっていない」という返事です。それではさしあたっての収入にも困るだろうから、週一、二回ぐらい池袋のクリニックを手伝ってくれないかと提案してみました。「そうします」といって新しい病院に来るようになったら、帯津三敬塾クリニックの「場」が気に入ってくれたのか、いまでは週に四日ぐらい来てくれています。そして、開業の「か」の字もいわなくなってしまった。やはり彼も川越の場の変質を肌で感じていたのではないでしょうか。

ふたりが川越の病院をあとにしたとき、周りの人は、わたしが自分の息のかかった医療者を池袋のクリニックに引き抜いて行ったのではないかと思ったようです。しかし事実はまったく違います。いまも触れたように、わたしはどちらにも働きかけなどしていません。彼らは勝手に池袋に来たのです。ということは、ふたりとも川越の「場」に違和感を抱くようになっていたのではないでしょうか。

もちろん「場の変質」といっても、それはだれが悪い、だれがいいという問題ではありません。病院という組織も、二十年以上も経てばシステムは硬化するし、所帯が大きくなればわたしの考えとは違うスタッフも入ってきます。組織とは元来そういうものです。それが組織の宿命です。帯津三敬病院もそうした諸々のことが積み重なって、「場」が徐々に変質してきたということでしょう。

周囲は「我関せず焉」

わたしはこれまでの西洋医学に疑問を感じ、自分の考える医療を思う存分展開してみたいと思って自分の病院をつくりました。そうした思いからすれば、医師から看護師まで、スタッフ全員に、わたしの見ている方向を見てほしいわけです。サン＝テグジュペリの言葉のように「ともにおなじ方向を見」てほしい。いうまでもなく、それが理想です。

ところが実際はなかなかそううまくはいきません。患者さんの受け入れ態勢や診察方法などをめぐって意見の相違が表面化したり、齟齬《そご》をきたすようなことも出てきます。

小さなことですけれども——わたしは雑誌に連載をもったり、対談をしたり、あるいは年に数冊本を出しています。ところが、わたしのそうした活動にまったく反応しないスタッフもいるのです。もちろんわたしは、自分の書いたものを褒めてほしいといっているわけではありません。必ずしも褒めてくれなくてもかまいません。口の悪い山田婦長などは時々、「また同じ話じゃないの」などと手厳しいことをいいますが、わたしにすればどんな反応であれ、何か反応があったほうがありがたいのです。そうすればその人が何を考えているのか、またわたしの考えがどう受け止められているのか、それを知ることができるからです。しかし、すぐ反応してくれるスタッフはさほど多くはありません。

レコードやＣＤの売上ランキングを発表している「オリコン」という会社がありますが、その系列会社のオリコン・メディカルが一昨年（二〇〇三年）、病院や医師にランキングをつけた本を出しました。『患者が決めた！　いい病院～患者9万人アンケート　関東版』という本です。わたしは三十位に入っていました。これはかなりの高得点だといえます。なぜなら「患者さんのいうことをよく聞いてくれる」といった点など、ソフト面が高く評価され、ハード面——病院が小さいとか狭いとか、そういう面で減点されていただけだからです。ソフトの面でいえば、かなりの高評価だといえます。

ただし、それは「帯津三敬病院」ではなくて「帯津良一」の評価でした。わたしの病院のスタッフ全員の評価ではありませんでした。だからわたしも知らん顔をしていました。すると、スタッフのひとりが病院の廊下にそのページのコピーを貼ってくれたのですが、みな何もいいません。我関せず焉《えん》。そんなスタッフが多いのです。

自惚《うぬぼ》れていうわけではありませんけれども、やはりわたしがマスコミで取り上げられ、わたしだけが目立つのは面白くないという思いがあるのかもしれません。それは人間自然の感情でしょう。しかし基本的には「志」が違うのだと思います。考え方が違う。死生観が違うのではないでしょうか。人さまざま、十人十色といいますから、仕方のない面もあります。しかしわたしからすれば少し寂しい気がします。そうした思いが、ふと「フローラの青春の彼方に」の「周囲はまったくの無理解」という表現につながってしまったようです。

わたしは患者さんのいうことを最大限汲み上げて、患者さんが「こうしたい」という治療方法を極力選ぶことにしています。ところが、そうやって患者さんのいうことを聞き入れるのでは、医学部で勉強をしてきた意味がないという人もいます。彼らにいわせれば――治療の方法を決めるのはあくまでも医師である、それを患者さんが決めるのでは医者になった意味がない、というわけでしょう。

しかし、そんなことはありません。患者さんの「ああしたい、こうしたい」という気持ちを無視したら医療にはならないからです。患者さんの意思にわたしたち医療者の専門知識を絡み合わせて、そして、いのちのエネルギーを高めていく。それこそが医療という「場」の本質ではないでしょか。

わたしにいわせれば、患者さんの希望を軽んじるスタッフはそこが分かっていない。詳しくは後述しますが、それは医師特有のエリート意識あるいは権威主義が身に沁みついてしまっているからだと思います。

熱気あふれた草創期

わたしの考える「いい場」については第一章で触れましたが、じつはわたしの病院にもそうした時期がありました。

帯津三敬病院は、はじめは職員四十二人で、七十七床でした。もちろん最初から七十七床ものベッドが埋まるはずはありません。患者さんが寝ているのは十ベッド前後、という時期もありました。

したがって医者は、わたしのほかにだれかひとりいれば十分です。そのとき来てくれたのが、わたしが東大病院の第三外科医局長をしていたとき医局に入ってきた若手医師です。それまで勤めていた公立病院を辞めて来てくれました。高野征夫《まさお》さんという腕のいい、人柄もいいドクターですが、ちょっと変わったところもありました。医局時代、大きな鞄を持っているので中に何が入っているんだと訊いたところ、競馬新聞一枚とタバコ一箱だけ。

彼はわたしが病院をはじめる前から「先生が何かやるときはおれも手伝いますから」といってくれていたので、開院を決めたとき彼にそういうと、二つ返事で「行きます」といってくれました。そこで彼の勤めていた病院に貰い受けに行き、川越に来てもらったというわけです。代替療法はあまりやりませんが、とてもセンスのいい医師で、現在は都内の小平市で開業しています。

また、前述したように当時は「中西医結合」の旗を掲げていましたので、新しい病院では漢方薬や鍼灸、気功も取り入れ、患者さんの自然治癒力を高めるような治療法の導入に努めました。とはいえ、漢方薬などについてはわたしたちの知識が足りません。そこで北京の「中日友好医院」の副院長をしていた李岩《りがん》さんという先生に来てもらい、薬剤師を中心に一所懸命に勉強をしました。漢方薬というのは多くの生薬《しょうやく》を自由自在に組み合わせてつくります。なかには日本に持ち込めない動物性生薬もありますが、そうしてはじめた努力の結果、いまでは二百種類前後の生薬が揃っています。その基礎をつくってくれたのが李岩先生です。

李岩先生には食事についてもいろいろと教えていただき、薬膳《やくぜん》のお粥なども研究しました。当時は患者さんも少なかったので、朝七時半から薬粥が配られると、わたしと婦長とふたりして、患者さんが食べている病室を全部まわり、意見を聞き歩いたこともあります。みなさんの率直な感想を翌日のメニューに活《い》かそうというわけです。

李岩先生のあとは、たまたま上海と縁ができて上海の中医薬大学の邱佳信《きゆうかしん》先生が来てくれました。それから張再良《ちようさいりよう》さんという、上海のやはり中医薬大学の教授も来てくれました。張再良さんは基礎医学の先生で、臨床科ではありませんが、『金匱要略《きんきようりやく》』という医学の古典を研究している、その道の大家でした。

気功は、前に触れた調和道丹田呼吸法や太極拳を中心に行っていましたが、あるとき董伯進《とうはくしん》という郭林《かくりん》新気功の専門家が北京からやってきて、「がん治療に中国医学を取り入れている病院が郭林新気功をやらないのはおかしい」というので、それを学んでわたしの病院でもはじめました。じっさい、中国でがんに効く気功というと、真っ先に郭林新気功の名が挙がります。

日本では、がん治療に中国医学を取り入れている病院などほとんどない時期の話です。看護師、薬剤師、鍼灸師、心理療法士といったスタッフたちは漢方を勉強したかと思うと、次は薬膳、さらに気功、太極拳……と、大忙しでした。休む間もなく新しい方法を学び、取り入れ、わたしと同じ志をもって医療に邁進《まいしん》したものです。

まだスタートしたばかりで、スタッフ全員が試行錯誤を続け、右往左往していた時期のことですが、あれもいま思うと「いい場」でした。

「いい場」のイメージは、どこか縄文土器に似ています。

火焔《かえん》土器など、炎のような紋様が土器の縁を勢いよく這い上がり、うねり、隣の炎と絡み合って、生き物のように跳ねまわっています。その下の渦巻き紋様も、互いにもつれあい躍動しながら、上へ下へと伸びている。まるで逆巻《さかま》く波を見ているようです。土器を飾る紋様は生命感あふれる動きを見せ、じつに雄渾《ゆうこん》です。それでいて存在感たっぷりのまとまりもある。奔放に跳ねながらも、塊《かたまり》としての統一感があります。まさにエネルギーに満ちた「いい場」のイメージにぴったりです。見ているだけで圧倒される思いです。

開設時の帯津三敬病院はこの縄文土器のような感じでした。現在ほど大きくはないけれども、みんなが飛んだり跳ねたり、伸び上がったり、また壁にぶち当たったりしながら、生命感あふれる場をつくり上げていたものです。みんなのエネルギーがぐっと上がった時期でした。ところがここ数年、わたしはどうもそうした「場」が低下しているのではないかと感じるようになったのです。場のエネルギーを大切にしたいという、わたしの基本的な考え方がだんだん通じなくなってきているのではないか……と。

医療現場の問題点①～西洋医学中心

では、なぜ医療の現場のエネルギーが低下するのか。

これはわたしの病院にかぎったことではありませんが、西洋医学が医療の中心にどんどんと居坐って、西洋医学こそが医療だ、という錯覚を生んでしまったからだと思います。

しかし、医学と医療はまったく別物です。

医学はサイエンス（科学）ですから、たしかにどんどん進歩します。科学的に人体を解明していきますから、科学の進歩とともに次々と新しい治療方法も生み出していきます。そこで、西洋医学はいつもエヴィデンス（科学的根拠）を重視して、「エヴィデンス、エヴィデンス」と、そればかりいっています。実証第一。科学的な検証がなければならないといいます。したがって、なぜその薬が効くのか、科学的証明がなされないかぎり新しい治療法を採用することはありません。

ところが現在の科学では「いのちとは何か」「こころとは何か」といったことはまだ分かっていません。そんな段階で「エヴィデンス」ばかりにこだわっていて、病が治せるものでしょうか。いのちのレベルを上げるような養生は実現できません。

だからわたしは、エヴィデンスを求めるよりも「生命場」を高めることのほうが大事だといっているのです。生命場を高める、いのちのエネルギーを高めることこそが医療の本質です。

わたしは以前、患者さんを中心にして家族、友人、医師、看護師、鍼灸師、薬剤師、心理療法士、栄養士、検査技師……、すべての関係者がお互いの場を絡ませ合ってひとつの「場」を

相互作用の場

鍼灸師
医師
看護師
患者
友だち
家族
心理療法士

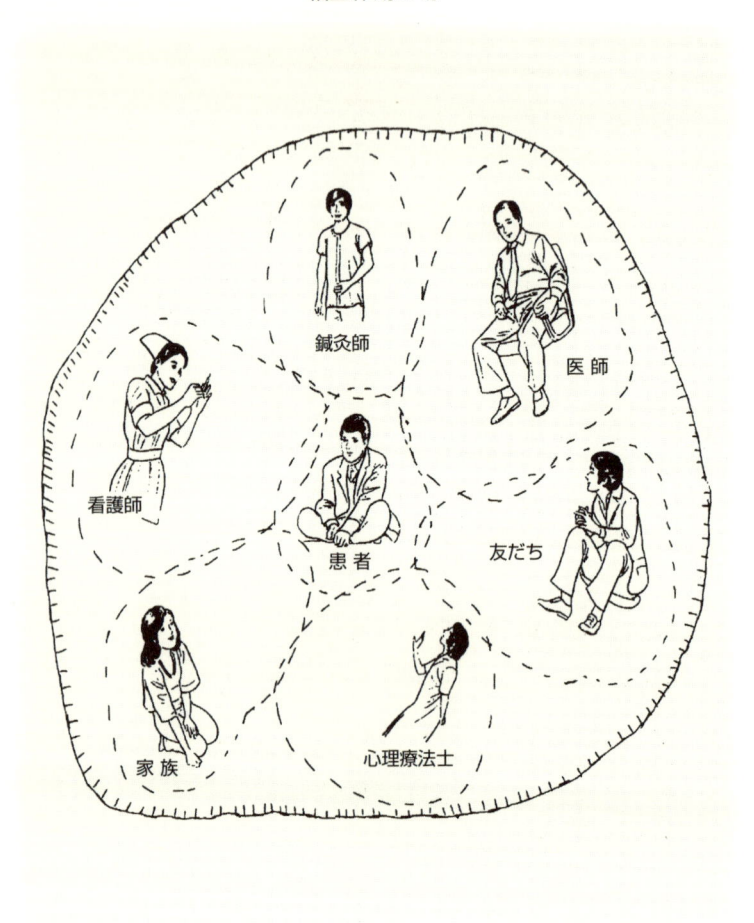

つくる「場の図」を描きました。それをスライドにして講演のときに映し出したこともあります。医療とはまさに、患者さんを中心にして、家族、友人から医療スタッフまで、みんなが力を合わせて場のエネルギーを高めていく営みなのです。そこを分かってもらおうと思って「場の図」を描き、みんなの営みによって場のエネルギーが高まったとき、患者さんは病を克服し、すべての当事者も癒されると信じていました。その意味でサイエンスである医学とは、そうした医療の「場」に武器を補給する後方支援部隊だと考えるべきです。

ところがいまの医療現場は、後方支援に徹すべき西洋医学が主役の座に坐ってしまっています。しかも西洋医学ではつねに医者が主役です。医者の下に薬剤師だとか看護師がズラッといて、患者さんはいちばん下。医者はつねに、医学の素人であり弱い立場にいる患者さんを見下ろしている。患者さんを睥睨《へいげい》している。そんなピラミッド型の構図になっています。これでは医療の現場は絶対によくなりません。

先の「場の図」では、中心に患者さんがいます。それを取り巻くようにして家族がいて、友人がいる。そして医者がいて医療スタッフがいる。その場ではみなが対等です。ピラミッド型ではなく広場型。清水博先生の言葉を使えば、医療の現場は「主客非分離」の「コヒーレントな場」でなければなりません。

そうした医療の場を理解しているかどうか――その点でバラつきが出るのは、わたしの見るところ医者です。わたしのいう「場」をよく分かっている人がいるかと思うと、西洋医学に骨がらみ絡み取られて、そんなことはまったく理解しようともしないドクターもいます。したがって医者のなかには、かえって場のエネルギーを低めてしまうような人も出てきてしてしまうのです。

その理由は、いま挙げたように西洋医学ではつねに医師が主役とされてきたことです。これがひとつ。

医療現場の問題点②〜医者のエリート意識

もうひとつの理由としては、医者のエリート意識という悪弊を挙げることができます。

周知のように、明治の医者はドイツで勉強をしてきて「ドクトル何某」と持ち上げられていました。まさに殿さまさながらだったといいます。そんなエリート意識がいまも綿々と続いていて、なかなか拭い去れないのです。

いや、医者のエリート意識は江戸時代からのものかもしれません。御典医《ごてんい》と呼ばれた「奥御《おくお》医師《いし》」の官位はふつうの幕臣よりずっと高く、小さな大名並みだったといわれます。そうした御典医の気分が明治以後も大学や病院の医師たちに受け継がれ、患者さんを下々《しもじも》の者と見なす悪弊が続いたということもできそうです。

これはわたしがいつもいっていることですが——これから医学部を受験しようという駿台《すんだい》予備校の学生たちは、まだどこにも所属していないから天下の素浪人です。精神的にも自由で、とてもフランクな考え方をしています。彼らは毎年わたしの病院へ研修に来ていますが、話をしても付き合ってもとても気持ちがいいところがあります。ところがそんな彼らも、いったん医学部の学生になると急にエリート意識が出てきます。さらに本物の医者になると、エリート臭はいっそう強まってくる。患者さんが何かいうと、「素人が何をいうか」といわんばかりに不快な顔をするし、セカンド・オピニオンを求めようとすると、「そんなにおれが信用できないのか」と怒り出すようになる。そうなるともう患者さんのためを思って何か新しい試みをしようという気持ちなど、どこを探してもなくなってしまいます。

患者さんから希望を奪い取るような行為は医療ではありません。医療というのは、患者さんがどういう心で生きているのか、いまどんな気持ちでいるのか、それをちゃんとつかんで、患者さんをサポートすることです。それなのに「素人が何をいうか」というような姿勢の医師は、とても医療者とはいえません。

もっとも、自分のことを振り返れば、わたしにしても昔はいやな医者だったと反省します。あまりいい医者でなかったことはたしかです。やはり、おれは東大だぞとか、東大病院の医者なのだ、という気持ちが心のどこかにありましたから、傲慢《ごうまん》なところがあったはずです。いま考えると、とても恥ずかしい思いがします。あるいは、手術の名手だぞという顔をしていたかもしれません。当時の外科医というのは「手術がうまい」といわれることに情熱を傾けていたようなところがあったし、じっさい、手術が速くて出血も少なく、術後の合併症も起こさない医師は同僚からも尊敬されましたから、時計を見ながら要領よく手術をしているようなところがありました。

いまでもわたしは、あの当時の患者さんには会ってお詫びをしたいくらいです。

その意味では、いまの若いドクターがいったんそういう回路に入ってしまうのもやむをえない面があるのかもしれません。問題はそこからどう抜け出すかです。

医者のエリート意識、倨傲《きょごう》は一刻も早く捨て去ることです。そうでなければ日本の医療現場はけっしてよくはなりません。

森鷗外の「犯罪」

明治の文豪・森鷗外は、周知のように陸軍のエリート軍医でしたが、一種「犯罪的な」頑迷《がんめい》固陋《ころう》ぶりを示したことがあります。

日露戦争（一九〇四年）の傷病者中、いちばん多かったのは脚気《かっけ》患者でした。脚気は、いまでこそ治療法が確立されていますけれども、当時は下手をすると命を落とすほどの病気でした。げんに、陸軍の脚気患者は二十万人以上、そのうち死者は三万人近くにのぼったといいます。日露戦争に動員された兵は約百十万人ですから、およそ五人にひとりが脚気に罹《かか》った計算になります。

ところが同時期の海軍では、脚気患者はほぼゼロに等しかったといいます。

どうしてそんな違いが出たのか。

軍隊にとって脚気患者の続出は大問題です。兵士たちがみんなバタバタと脚気に倒れたのでは戦争どころではありません。そこで海軍の高木兼寛《かねひろ》という軍医（東京慈恵医大の創設者）は脚気の病因を調べにかかりました。

いまでは脚気がビタミンB_1の欠乏によって起こることはよく知られていますが、当時は細菌性の風土病と考えられていました。しかし高木軍医は、日本に住む外国人に罹患者《りかんしゃ》はあまりいないし、洋食を食べる上級士官にも脚気患者が少ないことを突き止めました。そこで、脚気は白米中心の食事と関係があるのではないかと考えた高木軍医は、食事の改良に乗り出します。海軍の食事を、白米食から洋食に切り替えたのです。その結果、海軍の脚気患者は激減しました。

ところが陸軍は、こうした海軍式の食事改良運動にまったく関心を示しません。「細菌で起こる病気が、食事で防げるわけがない」といって陸軍は、海軍の高木軍医がはじめた食事改良運動を全否定してしまったのです。その急先鋒に立ったのが森鷗外でした。

そこには陸軍と海軍の差だけでなく、学理を重んじるドイツ医学と実証主義に徹するイギリス医学の違いもあったようです。学理を重んじる「細菌説」（陸軍）と実証的な「白米主犯説」（海軍）の違いです。

鷗外は東大医学部を卒業後、軍医になってドイツに留学し、最後には軍医総監にまでのぼりつめたエリートです。臨床よりも病理学を重視して、脚気についても学理の上からその原因を突き止めないかぎり、「白米食が悪いのではないか」という意見を受け入れようとはしませんでした。

一方の高木軍医はイギリスに留学し、ロンドンのセント・トーマス医学校を優秀な成績で卒業した人ですから、イギリス流の実証的なアプローチを身につけていました。だから何事も試してみようという精神の柔軟さがあったのではないでしょうか。

ともかく森鷗外を筆頭とする陸軍側は、「白米中心の食事を洋食中心に切り替えれば脚気が防げるなどというのはまったくの迷信・俗説にすぎない」といって、高木説にはまったく耳を貸そうとしませんでした。また、「兵士たちは白米食を楽しみに軍隊へ入ってくるのだから、彼らに麦飯を食わせるわけにはいかない」ともいっています。その結果、陸軍は日清戦争（一八九四年）では四千人近くの兵士を脚気で死なせ、次の日露戦争では前述したように三万人近い犠牲者を出すことになってしまったのです。

このあたりの経緯については作家の吉村昭さんが『白い航跡』（講談社文庫）という本のなかで詳しく触れています。吉村さんは怒りをもって、鷗外が日露戦争後も白米至上主義を撤回せず、陸軍の兵士たちに白米を与えつづけたことを記しています。

現場や実証、臨床を顧みない学校秀才のエリート意識がいかなる弊害をもたらすか――陸軍や森鷗外のこうした頑迷さは、かたちを変えて現代でも続いているのではないでしょうか。

死生観を欠く医師たち

では、大学の医学部の教授にはどういう人がなっているのかといえば、問題にされるのは論文の数です。ノーベル賞級の、ほんとうに優れた論文なら数は少なくてもかまいませんが、凡庸な論文の場合は数がものをいいます。論文を積み上げた山のいちばん高い人が教授になる。これが現実です。さすがに最近は、人間関係や人間性も多少問われるようになってきているようですが、大勢は変わっていません。

昔、一回り下の後輩が「東大教授を狙うんだ」というから、そんなのは簡単だよといったことがあります。第一は、人から嫌われないようにすること。次は、くだらなくてもいいからどんどん論文を書くこと。とにかく論文の数を稼げとアドバイスをしたことがあります。そういわれて彼も論文をずいぶん書いていたようですが、結局、東大教授にはなりませんでした。理由はよく分かりませんが、彼よりももっとずっと多く論文を書いた男がいて、教授の椅子はその男のほうに行ってしまったのかもしれません。

そんなかたちで教授が決められるというのは、いうまでもなく問題です。論文の数だけで教授になった人には、人生観もなければ死生観もないだろうからです。そんな人が人間の「いのち」と取り組むことができるものでしょうか。もちろん、論文をたくさん書いているわけですから、多少格好のいいことはいえると思います。しかし、所詮はただそれだけの話です。教授になるような人は「医学の専門家」であっても「医療者」ではないということです。

そうした教授が学生を教育しているのが大学の医学部です。これでは日本の医療はなかなかよくなるはずがないし、優秀な医療者が育つはずもありません。

考えてみると医者というのは、真の意味での教育をしてくれる「師」がいない職業です。いろいろな学説や技術は教えてもらえるかもしれない。しかし医療の根底に横たわる――人とは何か、生とは何か、死とは何か、いのちとは何かといった問題は教えられることがありません。そういう問題は自分で勉強をしなければ身につきません。

人間とは何か、いのちとは何かといった問題はある意味では「哲学」です。だからいい医者になるには独学をしなければなりません。医療現場で患者さんから学んで独学するしかないのです。ところが森鷗外のエピソードにも見るように、彼らからはエリート意識が抜けません。つねに主役でいないと気が済まない。それでは医療現場で患者さんから人間の本質を学ぼうという謙虚さなど、生まれようはずもありません。じつはこのあたりのことがいちばんの問題なのです。

だからわたしは、いっそ「医学者」と「医療者」を分けてしまったほうがいいのではないかと考えています。軍隊でいえば、前者が食糧・弾薬を運ぶ兵站《へいたん》を担当し、後者が前線で戦闘に当たるのです。現在の医療現場を見ているかぎり、なかなか全人的な医療者を求めることがむずかしいとすれば、科学的に後方支援する人と、患者さんに寄り添う人は別であったほうがいいように思えるのです。

課題はコミュニケーションの確立

医療現場が問題を抱えているのはなにも日本だけではありません。先ごろも、「サイモントン療法」で有名なカール・サイモントンさんと対談をしましたが、自然にそんな話になりました。

サイモントン療法というのは、がんの患者さんと彼らをサポートする家族のためのヒーリング・プログラムです。精神面・心理面・感情面の要素が免疫機能に大きな影響を及ぼすことはよく知られるようになりましたが、ふつう現代医学はそれらの分野にはほとんど立ち入りません。サイモントンさんはそこにメスを入れたわけです。

同じような症状に対して同じような治療を行っていても、ある患者さんは完全に治って元気になって退院していくのに、別の患者さんは病状が悪化する一方だというケースがあります。いろいろ観察してみると、退院していく患者さんは生きることに意欲的であることが分かりました。そこでサイモントンさんはストレスを緩和させるために、「こころ」と「からだ」のリラクセーション・プログラムをつくり出しました。

楽な姿勢をとって、身体の筋肉に意識を集中させ、頭から足元のほうへ徐々にリラックスさせていきます。そして自然の美しい情景を思い浮かべ、自分がそこで静かに休んでいる状態をイメージします。続いて白血球ががん細胞を攻撃しているところをイメージする。そうして「いのち」のエネルギーを高めながら、がん治療に役立てようというのです。サイモントン療法は一種のイメージ療法といえます。

患者さんは毎日、白血球ががん細胞を攻撃するイメージを絵に描きます。最初はなかなかうまくイメージできないようですが、だんだん上手に描けるようになります。白馬の騎士ががん細胞を槍で刺したり、がん細胞にミサイルを撃ち込んだりといったイメージを描く人もいるそうですが、ともかくがん細胞を攻撃するイメージが浮かぶようになります。そうすると治療効果が現われはじめ、明らかに白血球が活性化し、がん細胞の増殖が抑制されるといいます。

サイモントンさんはそうした療法を用いて過去三十年間、がん治療に多大な貢献をしてきた人です。

そんな彼と意見が一致したのは、いまの先生がたは患者さんとのコミュニケーションをまったく考えていない、ということでした。たいていの医師は「素人が何をいうか」という姿勢で、患者さんといっしょに語り合ったり、お互いに協力し合って場のエネルギーを高めていこうという志がまったく感じられない。サイモントンさんはそういってしきりに嘆いていました。

がんのような病気をよくするには、わたしは医療の場のエネルギーを上げないとどうにもならないと考えています。いくら方法があっても、またそれを施しても、場のエネルギーが高まらないことには役に立たない。では医療の場のエネルギーを高めるにはどうするか。やはり、医師が患者さんとコミュニケートすることがいちばん大事です。

そういう話をしたら、サイモントンさんも「そうだそうだ、コミュニケーションがいちばん大切だ」といっていました。

昨年の九月、イギリスのオックスフォード大学で統合医学のワークショップがあって、わたしも参加しました。そうしたらドイツから来た先生も「コミュニケーションが大事だ」という話をしていました。ということは、ドイツでも医師と患者さんのコミュニケーションがとれていないのでしょう。

そのこともサイモントンさんに話したら、「まったくそのとおりだ。ドイツにはセミナーで年中行っているが、あそこもだめだ」と、うなずいていました。

医師と患者のディスコミュニケーション（関係断絶）、あるいは医療をめぐる場の低下の問題、それはまさに世界的なテーマになっていて、日本だけの問題ではないようです。しかし、現状のままではがんの克服などとても望めません。患者さんもふくめ、医師も看護師も家族も友人も……みんなもっとフランクになってコミュニケーションに努め、場を高めていくことが急務です。

第四章

場のコミュニケーション

日はまた昇る

昨年五月、中国で「世界医学気功会議」が開かれました。ちょうどわたしが、自分の病院の場が低下しているなと感じていたころのことです。

世界医学気功会議の主席は中国の馮理達《ひょうりたつ》という女性で、海軍の病院の医師をしています。彼女の下に、アメリカ、フランス、ドイツ、スウェーデン、そして日本に副主席がひとりずついる世界的な組織です。わたしは日本選出の副主席を務めています。

非常に将来性のある会でしたが、一九九〇年代の後半、中国で気功集団「法輪功」の活動が政治問題化すると、中国政府は法輪功を「邪教組織」「反政府組織」と断定し、それ以外の気功についても集会を全面的に禁止してしまいました。その影響を受け、世界医学気功会議の活動もすべてストップせざるをえなくなり、都合五年間、全体的な活動は何もできませんでした。

そこへ、馮理達主席から「久しぶりに大会を開くから中国へ来てほしい」といってきたのです。ただし以前のようには大きな会は開けないから拡大理事会のようなものである、とのことでした。わたしは副主席のひとりですから、もちろん出席しました。かつてはつねに五、六百人集まって盛大な会が催されたものですが、今回の参加者は二百人ぐらいでした。

馮理達主席は基調演説のなかでこういいました。

「わたしたちは五年間何もしてこなかったわけではありません。みなさん、それぞれがそれぞれの立場で努力してきました。日本の帯津先生を見てください。帯津三敬病院で、がんの患者さんを相手にしっかり気功を広めていらっしゃいます」

そういわれてうれしかったのは事実です。しかし、それにしては川越の病院に山田婦長はいないし、鵜沼君もいなくなってしまった……。褒められてもちょっと片腹痛いなと感じたものです。

ところが帰国して川越の病院の道場（三学舎）へ行って驚きました。場のエネルギーが全然落ちていないのです。そのとき、「そうか！」と納得したのは——飛車角はいなくなったけれども、残っている人たちが銀や桂馬、香車として場のエネルギーを保ってくれているのだということでした。

病院の事務長はまだ三十歳台ですが、わたしの考え方に共鳴してくれています。奥さんもホリスティック医学を学んでいます。そんな事務長は、わたしの文章や記事、書評がマスコミに載ると、さっそく見つけてきて院内に貼ってくれます。「帯津先生の患者さんがいるかぎり、先生の考えでいきたいと思います」といってくれたのも彼でした。

新しく入った副院長もわたしをよく理解してくれています。あれはたしか新任の挨拶に立ったときのことでした。彼はこういいました。「この病院は帯津先生でもっています。しかしそれは帯津先生に全部頼りきっているということです。わたしはいま先生に頼らないでいいような病院をつくっていきたいと思っています」と。それを聞いたときはほんとうにうれしく思いました。

この副院長は代替療法にも理解のある優秀な外科医ですが、彼のいうとおり、わたしに頼らないでも済む病院ができれば、それはわたしにとっても願ったり叶ったりです。それこそ好きに全国各地を飛びまわり、場のネットワークづくりに集中することができるからです。

病室のほうでは看護師さんたちが頑張ってくれています。病院開設以来二十二年間やってきた伝統が身体に沁みついているからでしょう、何となく病院のムードが変わっても現場の当事者としてきぱき立ち働いてくれます。

また、帯津三敬病院には患者さんたちでつくる「患者の会」があります。前会長の田口克己さんや現会長の山口正市さん以下、この患者の会のメンバーの力もとても大きいと思っています。なにしろ彼らは「歴戦の勇士」ばかりです。がんを乗り切っただけでなく、再発してもさらにそれを乗り越え、文字どおり幾多の困難に打ち克ってきた人たちですから、精神力が鍛え上げられている。それだけでなく、いまなお日々精進《しょうじん》を続けています。患者さんたちも、いろいろな悩みをわたしや看護師さんに相談するのではなく、患者の会の人たちに打ち明けたり、相談に乗ってもらったりしているようです。そういうかたちで、患者の会のメンバーは患者さんたちの先達《せんだつ》として、病院の場を高めることに協力してくれています。

毎週金曜日の夕方、わたしは道場で「名誉院長講話」と「時空」と名づけた気功を続けていますが、患者の会のメンバーは毎回熱心に参加してくれます。たまにわたしの診療が長引いて、開始時間が十五分、二十分遅れることがあっても、見知った人同士、治療の話や最近の出来事などをしゃべり合って座も盛り上がっているようです。それは、道場に入った瞬間に分かります。みなさんの熱気がじかにわたしの肌に伝わってくるからです。

さらに養生塾（楊名時太極拳21世紀養生塾）もあります。山田婦長やその後任の渡辺幸子婦長、鵜沼君、そして大野聰克さんなど、指導者もしっかりしていますから、地味だけれどもしっかりとした活動を続けています。参加者もコツコツやる人が何人もいます。

こうした諸々の力が、帯津三敬病院の「場」をふたたび高めるような方向にうまく作用していると感じられます。そんな姿を見渡して、わたしはいま、心配するほどのことはないなと思い直しています。

最近はスタッフからいろいろな提案も出るようになりました。たとえば、道場です。いまは建物の二階にあります。道場には何本も柱を立てるわけにいきませんから、構造上どうしても二階にもってこざるをえなかったのですが、点滴を抱えて階段をのぼったり、足の弱い患者さんが上がってくるのはさすがに大変です。そこで、「道場はやっぱり一階にすべきではないか」という意見が出てきたのです。そうできれば、わたしに異論のあろうはずもありません。現在はその検討をしているところですが、こうした動きは大いに歓迎するところです。

最初に場が低下しているなと感じたとき——みんなの考え方がばらばらになってしまっている、これではしようがない、病院を畳んでしまおうかと、ふとそんなことを思ったこともありました。病院経営の実際はなかなか厳しいものですから、つい弱音が出てしまうこともあるのです。しかし職員が百人いれば、そこには三百人の家族の生活がかかっています。そう簡単に放り出すわけにはいきません。それに、若い力が揃ってくれれば日はまた必ず昇ります。だからやりつづけようと、いまはそういう気持ちです。

支持者たちの熱い思い

先に、わたしの支持者はドーナツの輪のようにして「外」と「内」の中間にいると記しました。患者の会や養生塾のメンバーの人たちがそれに当たりますが、しかしそれだけではありません。意外なところに、わたしを支持してくれる人たちがいるのです。

あれは阪神大震災（一九九五年）のあとのことでした。京都のホテルで仮住まいをしているという、見知らぬ人から電話がありました。その人は大震災に見舞われたとき、わたしの著書にずいぶん励まされたと、わざわざお礼をいってきたのです。

その後、手紙も届きました。開けてみると、その人は五十歳過ぎの国語の先生で、「あの猛烈な地震に見舞われたとき、わたしはラジオと懐中電灯、トイレット・ペーパー、パン、水、それに帯津先生の本を一冊もって外に飛び出しました」といった意味のことが書かれていました。何を措《お》いても、わたしの本が大事だったというのです。「避難先で辛《つら》いことがあったとき、帯津先生の本のページを開くだけで勇気づけられます」とも書いてありました。

それを読んだとき、ほんとうにうれしかったことを覚えています。これまでこつこつ書いてきたことは無駄ではなかったのだ、わたしの知らないところでわたしの思いは確実に伝わっていたのだ、と実感できたからです。わたしの本はなかなかベストセラーにはなりません。しかし一定のファンはいるようです。そういう人たちは新刊が出ると必ず買って読んでくれます。著者として、それはとてもありがたいことです。

先日は、こんなことがありました。わたしは月に一回、新宿のヒルトン・ホテルの裏手にある「東京療術学院」という学校で講義を受け持っています。じつに活気のある学校で、わたしはここで講義をするのを楽しみにしています。

学校へ行くときはたいてい、午前中にどこかで講演を済ませ、それから駆けつけます。だからいつもヒルトン・ホテルで昼食を摂《と》るのですが、その日はいつものレストランで食事をしてロビーへ出ると、ひとりの女性が「帯津先生だ」といって固くなっていました。訊いてみると群馬県の人で、「わたしは先生の本が大好きで、よく読んでいるんです」といいます。「こんなところで先生にお会いできるなんて、思ってもみなかった」といって、もう大感激の態《てい》です。いっしょに写真を撮ってもらいたいのだけれども、カメラをもっていないと口惜《くや》しそうにしています。そして「紙もないし……」といいながらバッグのなかをごそごそ探っている。何をしているのかと見ていると、病院の薬の袋を取り出して「ここにサインしてください」といいます。わたしのほうがびっくりしてしまいましたが、そんな熱烈なファンもいるのです。

自分でいうのはおこがましいかぎりですが、「帯津先生と会って話していると元気が出てくる」といってくれる患者さんもかなりいます。そういう人は「だから、わたしは帯津病院に来ているのだ」といいます。

わたしと話していると元気が出るといっても、もちろんわたしは嘘をいって、その人たちを励ましているわけではありません。一所懸命に話を聞いて、そのとき感じたことをアドバイスしているだけのことです。ただそれだけのことですが、サイモントンさんとも意見が一致したように、医療は何よりもコミュニケーションだということは、こうしたことからも分かると思います。

「随所に主となる」

第二章では、少々込み入ったかたちで「場」の説明をしました。ところが、最近わたしは「電場」だとか「磁場」などというむずかしい言葉は使わずに――場とは、たとえば「広場」の場だといって済ますこともあります。場というのは「酒場」の場だ、「盛り場」の場だ、「修羅場」の場だというと、なんとなくみなさん分かってくれるようです。広場も酒場も盛り場も、そこには人が大勢いて、みなが話し込んだり、触れ合ったりして、なんとなくお祭りのような雰囲気が感じられるからなのでしょうか、イメージで理解できるようです。むずかしいことをいわなければ、場とは、そんなふうに人と人が交流する広がりであり、人と人とがコミュニケーションをもつ空間なのです。

医療の現場もそうでなければならないことは、先に挙げた「場の図」からも明らかでしょう。ただし、人と人とがコミュニケーションをもつとき、留意しなければならない点があります。それは「主役」「脇役」といった問題です。

臨済宗《りんざいしゅう》を開いた臨済禅師の『臨済録』（岩波文庫）には――、

《随所《ずいしょ》に主《しゅ》となれば、たちどころに皆真なり》

という有名な言葉があります。「随所に主となる」というのは、いたるところで自分が主人公になるということです。ただし「主人公になる」というのは、必ずしも「主役になる」という意味ではありません。「脇役」でいるべきときは脇役に徹するのも「主人公」でいることです。ここが大事なポイントです。

わたしはよくこの言葉を引きますが、いつどこでも、やる気になってやればそこが極楽、もっといえばそこにこそ真理がほほえんでいる、という意味だと理解しています。

この世のあらゆる場面で、いつもだれかが主役を演じています。しかしそれは、つねに同じ人ではない。主役はその局面その局面によって変わる。だから、主役でないときは脇役に徹する。ただし、だれもがみな「主人公」であるという意識をもってそれぞれの局面で力を尽くすことが必要である――臨済禅師はそういうことを言わんとしているのだと思います。

手術をするときは執刀医が主役です。しかし病棟では、看護師さんたちが主役を演じます。イメージ療法を行うときは心理療法士が主役でしょう。そして、いちばん大事な養生の場の主役は、もちろん患者さん自身です。

そんなふうに主役はいつも変わるけれども、主役でないときは脇役に徹して場のエネルギーを高めていく。だれもが主人公として場のエネルギーを高めていく。それが「随所に主となる」という意味で、これは医療現場の本質を表現した言葉だと思います。

医療とは、突き詰めていえば「いのちの場」のエネルギーを日々高めつづけることです。したがって病気が治ったか治らないかと、二極化して捉えるのではなく、いのちのエネルギーを高めていって、一歩前進することが目標になります。昨日よりは今日、今日よりは明日、という具合に場を高めていく。

その意味では、病気の治療と養生はほとんど差がありません。養生も日々みずからを高めていく営為ですから、考え方は医療とまったくいっしょです。

とりわけ人間をまるごと捉えるホリスティック医学の場合は、養生と医療の境目がはっきりしません。ともに自分のエネルギーを高めていって、死ぬ日が最高、というところまでもっていくわけです。

いや、死んでからもエネルギーを高めていき、そして、自分がそこからやってきた虚空へと還っていくようにもっていくようにするわけですから、両者に差はありません。

しかも場と場はつながっていますから、自分の場を高めることはすなわち人の場を高めることであり、自分の場が高まれば周囲にいる人の場も自然に高まってゆきます。逆に、周囲にいる人の場を高めようと思ったら自分の場も高めなければならない。まさに人と人との絡み合い、コミュニケーションが必要とされる所以《ゆえん》です。

「場」は絡み合う

医師と患者さん、家族や友人の気持ちが真に絡み合ったときは、そこにいい場が生まれます。ここでは子宮がんの手術をした四十代の女性の例を挙げておきます。

手術を前にして彼女には、当然のことながら不安や動揺が見受けられました。しかしわたしたちの説明や看護師のいたわりや励ましもあってか、徐々に前向きの気持ちをもつようになっていきました。

そのとき、わたしはこうアドバイスしました。——がんだ、手術だといっても、それは別に特殊なことではありません。人が生きているのは場の営みであり、人の周りにはつねに場が形成されています。病を得たといってもそれは、これまであった場に新しく医療者が加わるだけのことです。これまでの場が少し変わって、新しい場が形成されるにすぎません。また、たしかにがんは難敵です。しかし、それを克服する方法がないわけではありません。方法はたくさんあります。そのなかで自分にいちばん合った方法を見つけ出し、医師とも相談しながら戦略を組み立てていくことです。現代の科学でも生命のことはまだほんのわずかしか分かっていないのですから、つまらない固定観念に捉われて死に恐れおののく必要はありません。それよりも前向きな気持ちをもって場のポテンシャルを上げることのほうがよほど大事です、と。

彼女には中学生と小学生のお子さんがふたりいましたが、彼らはお母さんの手術を冷静に受け止めてくれたといいます。彼女が思い切って、自分ががんであること、手術をしたら一か月ほど入院しなければいけないことを伝えたところ、ふたりとも「あ、そうなんだ」と、拍子抜けするほど落ち着いて受け止めてくれたというのです。

また、彼女の友人はこういって励ましてくれたそうです。「手術なんて、お産と同じだと思えばいいのよ。分娩台の上では結構つらいけど、そのあとは新しい生命を抱いて出てくるのだから」と。

彼女は手術を受け、無事退院していきました。

子供たちや友人との場は、病気になる前からあった場です。病を得ることによって、そこにわたしたち医療者の場が加わり、これまでとはちょっと違う新しい場が生まれました。彼女はその新しい場でみんなから励ましやアドバイスを受け、自分の場を高めていったのです。

「形のないもの」と交流しよう

われわれの生命場が遺伝子（極小）から虚空（極大）までつながっていることはすでに述べ

たとおりですが、そうだとすれば、われわれと外界とのつながりもとても大きな意味をもってきます。

治療の戦略を練るとき、わたしは必ず患者さんと話し合いの時間をもちます。話し合いの場には、患者さんのご家族が同席することもあります。そして、こういう療法もありますよ、といって新しい代替療法を紹介したり、逆に、何か試してみたい治療法はありますかと、患者さんに尋ねることもあります。そうやって治療方法を決めていきますが、そのときわたしがアドバイスするのは、ともかく「形のないもの」を身につけてほしいということです。気功にしても、心理療法にしても、形のないものは自然治癒力に働きかける力をもっているからです。

わたしにいわせれば、薬や物理的療法など、形のあるものはアイススケート・リンクの手すりのようなものです。支えです。そうした支えがあれば患者さんも安心して滑ることができます。だから、形のあるものがいらないというわけではありません。しかしいちばん大事なのは滑ろうという気持ちであり、滑り方です。それを養うのが気功や呼吸法、心理療法といった「目に見えないもの」なのです。

わたしの考案した気功「時空」は、虚空との交流（コミュニケーション）を主眼にしています。気功を続けていると、体内の循環がよくなって各臓器の働きがよくなってきます。それを毎日続けることで、しかし、本来の目的である「いのちのエネルギー」を高めることを意図しているのです。

げんに、わたしの親しくしていた仏教哲学者・鎌田茂雄先生は「太極拳をしていると、いのちのエネルギーがあふれ出てくる」といっていましたが、気功も同様です。生命が躍動するように、いのちのエネルギーもあふれ出てきます。

気功は、たとえてみればウイスキーの熟成に似ています。辞書で「熟成」という言葉を調べると、「一定の温度で放置する」と書いてありますが、この「一定の温度」というところがポイントです。気功の場合もつねに、自分はどう生きるのかという「生に対する志」をもっていなければなりません。これがないといくら黙々と気功を続けてもほんとうの効果は出てきません。

わたしはいつも自分のいのちのエネルギーを高めるのだという気持ちをもって虚空との対話を続けています。つねにそういう気持ちをもつ、というのが「一定の温度」ということです。わたしの病院の患者さんたちも同じでしょう。そうすると、十年続けている人は十年なりに、二十年の人は二十年なりに熟成してくるものです。こころが穏やかになってきて、人相もよくなってきます。

これが、外界との目に見えないコミュニケーションを保つ効用です。

そんなことを言いつづけていたら、われわれの内側と外側の境界をなす皮膚をめぐって最近、非常に興味深い研究がなされていることを知りました。それは日本医科大学の微生物免疫学教室の教授・高橋秀美さんが行っている新しい免疫学です。最先端のとてもむずかしい研究なので、わたしも完全に理解できているわけではありませんけれども、その骨子だけをいえば――、

これまで免疫は体内の血液によるものと考えられてきました（獲得免疫）。したがって免疫学は、血液やリンパ液のなかを探して研究をしてきました。ところがここにきて、身体の粘膜の表面に存在するガンマデルタT細胞による免疫系（基本免疫）の重要性が解明されるようになったといいます。

つまり、外界と接するわれわれの皮膚や粘膜、そこにこそ免疫の働きのなかでも重要な役割を果たす細胞があるという。したがって免疫研究もいまでは人体と外界との接点を探すようになってきているというのです。

外界と接する皮膚や粘膜という「場」が大事だというのは、なにやら新しい免疫学がわたしたちの「場」の考えに接近してきたようで、高橋先生のお話をとても興味深くうかがいました。

コミュニケーションから生まれる自然治癒力

今年の一月二十二日、浅草ビューホテルで「篠﨑一朗さん出版記念パーティー」が開かれま

した。篠崎一朗さんといっても一般には知られていませんが、三十七歳の働き盛りのとき胃がんに侵され、「余命一年弱」と宣告されながら、それを克服した人です。その篠崎さんが真宗大谷派・東本願寺の出版部から『人生に何一つ無駄はない〜末期ガンから見えてきた世界』（東本願寺伝道ブックス）という闘病記を出版したのを記念してパーティーが開かれたのです。本は税込み定価が二百五十円という小冊子ですが、出版パーティーは、篠崎家の菩提寺である蓮《れん》光寺《こうじ》（東京都葛飾区亀有。真宗大谷派）の門徒の人たちが発起人となって実現しました。

篠崎さんのご家族や親戚の人たち、あるいは蓮光寺の住職（本多雅人住職）や門徒衆、職場の仲間、都合六十一人が参加しました。篠崎さんは闘病の過程でわたしの病院に入院したこともあって、そのパーティーにはわたしや帯津三敬病院の患者の会のメンバーも招かれました。

この篠崎さんの生き方はいい場を創るうえでも非常に参考になると思いますので、少々ご紹介しておきます。じつは篠崎さんは小冊子を出す前、その元になった『三十、四十歳台の働き盛りが手術できないガンと言われたら……』という冊子を自費出版しています。わたしはそこに推薦文を寄せていますので、まずはそれを引用しておきます。

《篠崎さんは、私にとって大事な大事な宝物です。虚空からの贈り物と言ってもよいでしょう。なぜかって、篠崎さんのことを想い出すと、私の心はすがすがしく澄んでいきますし、その物語は、いつも私を癒してくれるからです。

もちろん私だけではありません。絶体絶命の崖っ縁から見事な生還をはたした篠崎さんの物語は、聴く人にかならず勇気と希望を与えてくれることでしょう。

私はかねがね、将来、がんという病が克服される日が来るとすれば、それは遺伝子科学でも分子生物学でもなく、心が科学的に解き明かされて、客観的に、再現性をもってとらえられる日にちがいない、と思ってきました。この考えは今でも変わりません。

それほど、心は大事なのです。

篠崎さんの物語も、その中心に彼の心があることは間違いありません。さらに、その中心に親鸞聖人への深い帰依《きえ》があることもまちがいないでしょう。絶望の淵を覗き見たことによって、彼の菩提心が一気に高まり、自然治癒力が爆発したということは大いに有り得ることです。

しかし、それだけでは片づけられない何かが彼の場合には存在したような気がしてなりません。それは、病を得てからの多くのすばらしい人たちとの出会いのなかにあったようです。

まずは奥さんです。奥さんの内助の功には筆舌に尽くしがたいものがあります。いつも奥さんに密着してみていたわけではありませんが、いつもいっしょに診察室に入ってくる彼女の様子を見ていればわかることです。病を得たからこそ夫婦の絆が強固なものになったと考えれば、新しい彼女とあらためて出会った、と考えてもいいでしょう。

それから、抗がん剤治療中でありながら、快く紹介状を書かれた癌研究会附属病院内科の山尾剛一先生、また手術を担当した同外科の太田恵一朗先生との出会いもすばらしいですね（お二人とも当時）。彼らの治療過程や手術所見を読んだとき、その技術の高さと、人間的な温かさに讃嘆の念を禁じ得ませんでした。いい内科医、外科医らに恵まれたと思いました。

そして、蓮光寺さんの本多雅人ご住職と、親鸞仏教センターの本多弘之所長をはじめとするスタッフの面々です。混迷の度を深めつづける現代社会を親鸞の教えによって救おうとする彼らの情熱にはいつも敬服しています。皆さん一様に生命力溢れる人ばかりです。

こういう人たちとのコミュニケーションのなかで、篠﨑一朗さんの自然治癒力が小爆発をくり返していき、遂には大きな爆発にいたったのではないでしょうか。

ホリスティック医学の世界的権威である、グラスゴウのデヴィッド・レイリイ先生も、自然治癒力はコミュニケーションの中で生まれると言っています。

篠﨑さんと、そしてこの本との出合いによって、私たちも自然治癒力を爆発させようではありませんか》

篠崎さんの奥さんがわたしの病院へ相談に来たのは、「胃がんからの転移がひどくて手術はできない」といわれて、抗がん剤を使っている時期でした。抗がん剤のために白血球が減ってしまったといいます。そこで奥さんがわたしのところへ来て「なんとか白血球を上げるために先生の病院に転院したい」というのです。

わたしは、それは無理でしょうと答えました。なぜなら、第一級の設備を揃え衛生管理も行き届いた癌研の先生は、白血球の減った患者を田舎の病院になど送りたがらないものだからです。わたしがそういうと、奥さんは「でも、頼むだけ頼んでみます」といって、癌研の担当の山尾先生に相談しました。すると快く、「行きなさい」といってくれたといいます。

そんな経緯もあってわたしの病院へ来た篠崎さんは、漢方や気功を一所懸命やっていました。そうするうちに白血球が増えてきたので癌研へ戻りました。

そして抗がん剤治療を終え、社会に復帰しようと思っていた矢先に、外科担当の太田先生から「このがんは取れる。手術をしよう」といわれます。

そこでまた奥さんがわたしのところへやって来て、「どうしましょう」と、迷っています。わたしは手術を受けることを勧めました。やったほうがいい、こんなことはめったにないんだから、とアドバイスをしました。

太田先生はとても腕のいい人で、大動脈のすぐ脇まできれいに病巣を取っていました。驚嘆すべき手術でした。そしてわたしにも手紙をくれましたが、手術についての説明はもちろんのこと、篠﨑さんを労《いた》わった非常に人間味あふれる書状で、一読してとても感動しました。この太田先生といい、先の山尾先生といい、篠﨑さんは医師に恵まれたといえます。

医師だけではありません。付き合った人もよかったと思います。出版記念パーティーを主宰したのは菩提寺である蓮光寺の門徒衆ですが、ここの住職・本多雅人さんとの出会いも大きな意味をもっていたはずです。本多住職は『人生に何ひとつ無駄はない～末期ガンから見えてきた世界』の巻頭言にこう書いています。

《篠﨑さんはお母様を癌で亡くされるという悲しみを通して、親鸞聖人の教えにふれられた経験を持っています。しかし、その後は多忙なサラリーマン生活のなかで、ある意味まったく親鸞聖人から遠ざかっていました。ところが、ご自分が末期癌だと宣告されるなかで、帯津先生との出遇いによって、「病いのままでも自分らしく生きていきたい」という気持ちが高まり、自分自身の問題として、改めて親鸞聖人の教えにふれることになったのです。（中略）篠﨑さんはなぜ奇跡の回復を果たしたのでしょうか？　少なくとも親鸞聖人の教えが病気を治したわけではありません。しかし、親鸞聖人の教えに出遇わなかったならば癌という病いを克服できなかったことも事実でしょう。闘病生活では試行錯誤の連続でありましたが、いのちをとりとめた後も再発の不安が抜け切れない中で、ついに親鸞聖人の教えによって「罪悪深重《ざいあくじんじゅう》の凡夫」であったことを深く自覚され、等身大の自分を受け入れられるようになったのです。生老病死《しょうろうびょうし》はいのちの厳粛な事実です。そのなかでどんな状況であろうとも自分が自分として生きていける道があるという、これ以上力強い教えはありません。「本願力にあいぬれば、むなしくすぐる人ぞなき」ということを篠崎さんは証明してくださったのです》

しかも、この本多住職が東大の近くにある「親鸞仏教センター」に関係していたせいで、篠崎さんは仏教センターの人たちとも付き合うようになりました。ちなみに親鸞仏教センターの所長・本多弘之さんは東大空手部でわたしの二年後輩でした。この仏教センターには優秀な人が揃っていますから、それも篠崎さんの場を高めることに役立ったはずです。

ともかくこうした交流によって、篠崎さんの「いのちのエネルギー」は甦ったのです。篠崎さんの場合、たまたまそこに宗教者がいましたが、しかし宗教がメインなのではなく、彼の交わった場のエネルギーが高かったから甦ることができたのだと思います。

いい場に身をおく

篠崎さんのように、びっくりするほど回復する患者さんはほかにもいます。どうしてこんなよくなるのだろうと、いろいろ思いめぐらせてみると、ある共通項があることに気づきました。それは、みんな、いい場に身をおいているということです。いい家庭、いい職場、いい医療の場、いい学びの場……に恵まれている。いのちのエネルギーを日々高めつづけている人たちが集まった場に身をおいて、そういう人たちと付き合っている。それが彼らのいのちを甦らせたのだと思います。

もっとも――いくら場がいいからといっても、銭湯ではないわけですから、タオル一本もってそこに浸っていればいいというものではありません。自分も場の当事者なのだから、自分でも場のエネルギーを高めるように努力しなければいけない。その点、篠﨑さんはすごく努力していました。そこがよかったのだと思います。

じっさい、篠﨑さんにはすごいところがあります。仕事人間というのでしょうか、大手術を終え、まだ下痢ばかりしているというのに、年中出張をしていました。奥さんがいつもわたしのところへ来て、「先生、なんとか仕事をやめさせてください」というのですが、彼自身そんなことはまったく考えていない。とにかく仕事第一。そうするとウジウジしている暇もないし、余計なことを考える時間もないから、かえってそれがよかったのかもしれません。

そうした篠﨑さんの生き方を見ていてわたしは、かつての横綱・輪島の取り口を思い出しました。輪島は、差し手争いをしているうちに少しずつ腰を沈めてゆき、まわしを引いたときは、腰が必ず相手よりも低い位置にありました。そのあたりの取り口が天才的でしたが、篠崎さんにも、そんな構えが感じられました。

困難な目に遭うたびに腰の重心を下げてゆき、困難を押し返そうとする。そうした人間的な粘りのようなもの、あるいはしなやかな勁《つよ》さ、それを培《つちか》ったのが、彼を取り巻く人たちとのコミュニケーションだったと思います。

医療者の三条件①～パワー

癌研のふたりの医師のように、医療者は癒しの場に積極的に関わっていきます。ではそのとき、医療者はどうあるべきか。繰り返しになりますが、ホリスティック医学はこれまでの機械修理のような西洋医学とは違います。ボディー（からだ）だけでなく、相手のマインド（こころ）やスピリット（いのち）にまで絡んでいかなくてはいけないから、自分のほうもマインドとスピリットを養い、患者さんとの共通の「場」を高めていく必要があります。

そのとき医療者に要求される条件は、大きく分けて三つあります。

第一点は、パワーを身につけることです。

医療者は人間としてのパワーをつけ、患者さんの場を引き上げていかなければなりません。場のポテンシャルを高めて、患者さんを死後の世界まで引っ張っていけるようなパワーが必要とされます。わたし自身はそのために毎日気功を続けています。生を終えたあと、自分がそこからやってきた虚空にふたたび還るエネルギーを蓄えるために気功を続けているのです。

その意味では、「パワーを養うこと」は医療者だけに求められるテーマではありません。患者さんにも、いや、われわれみんなに要求されることです。

われわれ人間は百五十億年かけて虚空からこの地球上にやってきました。そして死んだあとは、場を整えながら、また虚空に還って行きます。そのためには強力なエネルギーがなければなりません。飛行機だってそうです。大空に飛び立つためには強力なエンジンが必要です。エンジンをいっぱいに噴《ふ》かすエネルギーがなければ飛び立てません。死後、われわれが虚空へ飛び立つために必要なパワフルなエネルギー、それを蓄える期間がわれわれの「生」なのだと、わたしは考えています。

わたしたちがいま生きているこの世とは、わたしたちが虚空からやって来て、また虚空へ還る大きな円環のちょうど真ん中の地点なのです。マラソンでいえば折り返し地点。わたしたちが生まれたときが折り返し地点で、それ以降の生は虚空というゴールへ向かって加速する時期に当たります。生あるあいだに、虚空へ還るとき必要ないのちのエネルギーを養っておくわけです。「いま」という時はそうした修行の時期なのです。

そうだとすれば、寿命もただ長いというだけでは意味がありません。七十年、八十年、漫然と生きたのでは虚空へ飛び立つ力は養えません。一人ひとりが努力と精進を重ねなければいけない。それがすなわち「場」を高めることであり、つまりは養生なのではないでしょうか。

パワーを身につけるにはなにも気功でなくてもかまいません。太極拳であれ、イメージ・トレーニングであれ、ヨガであれ、何でもいいでしょう。いかに自分を高めるか、そうした意識をもって「いのち」のエネルギーを高めることが大切です。

げんに、がんに立ち向かう姿勢をもちつづけることで、がんを克服し、いまも元気で日常生活を送っている患者さんが何人もいます。

長野県のある患者さんもそのひとりです。かつて腎臓がんの手術をしましたが、その局所と肺にがんが再発してしまいました。しかも、がんが肋膜に転移して、がん性胸膜炎まで起こしている。胸膜には水がたまっています。これは大変だというので、ご家族がわたしの病院へ連れてきたのです。

たしかに胸水がたまって苦しそうです。顔も真っ青です。胸に針を刺して水を抜けば苦しさは和らぎますが、しかしまた水はたまります。だからまた胸水を抜く。そんなことを四、五回繰り返していたら、なぜか胸水はたまらなくなってきました。顔色もよくなり、元気も取り戻してきました。もちろん、がんが消えたわけではありませんが、身体中に広がったがん細胞がそれ以上広がらなくなったのです。

思い当たることといえば、ただひとつ、その患者さんが気功に熱心に取り組んでいたことです。がんに正面から向き合い、がんと闘うんだという積極的な姿勢をとっていました。患者さん同士、励ましあって、いい場もできていたのだと思います。

そうするうちに、気持ちも吹っ切れたのでしょう、表情にも明るさが見られるようになって、四か月ぐらいで退院してゆきました。その後も悪くなる様子はありませんでした。

このように、わたしたちの「生命場」はストレスなどを加えて悪条件におかないかぎり、自然に好ましい方向に向かっていく「力」をもっています。それが「自然治癒力」といわれるものです。われわれの身体が本来備えているそうした力（パワー）を引き出し、育んでいくのが日々の気功であり、太極拳であり、ヨガ……なのです。

医療者の三条件②～ヴァルネラブル

医療者に要求される二番目の条件は、パワフルとは正反対のもの――徹底的に自分を弱くすることです。

哲学者の中村雄二郎先生は、癒しを行うには自分をヴァルネラブルな状態におくことが不可欠だといっています。ヴァルネラブルとは「非常に傷つきやすい」あるいは「攻撃を受けやすい」といったような意味です。

人間が本来もっている、そういう弱さに気づかなくてはいけない。そうした弱さを自覚すること。そして患者さんと同じ高さに立って、患者さんの心の痛みや不安が分かるようになれ、ということです。

中村先生は『21世紀問題群〜人類はどこへ行くのか』(岩波書店)という本のなかで、いままでの「近代の知」は「若さ」「能動性」「力」(生産性・効率性)といった価値を絶対化してきたけれども、これからの高齢化社会においては、そうした姿勢は問い直されるべきだと書いています。「若さ」「力」ではなく、「脆さ」「弱さ」にもっと目を注ぐようにすべきだというのです。

じっさい、人間とはもともと寂しくてかなしい存在です。まして病状が悪化した患者さんであれば、明るく前向きでいられるはずがありません。医療者はまずそこをちゃんと受け止められるようになるべきです。

死に直面している患者さんの前で、「頑張れ」とか「きっと治る」と、いくら口で激励しても、患者さんの不安を和《やわ》らげることはできません。不安におののく気持ちを鎮《しず》めることはできません。こちら側に患者さんの気持ちを共有できるようなヴァルネラビリティがなければ、不安を和らげることはできないのです。

人間は本来、明るく前向きにはできてはいません。ひとりで電車に坐っていたり、ひとりレストランで食事をしている人の姿を見てください。なんだかみな、かなしそうに見えます。別に悲しいわけではないのでしょうが、わたしにはそう見えます。

だからわたしは、いつも患者さんたちに、人間はかなしくて寂しいものだと決めようじゃないかといっています。「寂しくてかなしい」のが人間の本来の姿なのだと思えばいいのです。そうすれば、それより下に落ちようはありません。「明るく前向きに」と思っていると、一気に奈落《ならく》の底へ突き落とされるようなことも起こりますが、はじめから人間とは寂しくてかなしいものだと思っていれば奈落の底まで落ちることはありません。

しかし、寂しくてかなしいだけでは生きてはいけません。そこで「希望」や「生きがい」が必要になってくる。患者さんにとっていちばん大事なのは希望です。

どんな状況にあっても――もう明日死ぬという人にも、希望は必要です。たとえまったくの健康体に戻る希望はなくても、「今日よりもよい明日を、明日よりもよい明後日《あさって》を」という希望がなくては、人は生きられません。いまより少しでもよくなるという希望がどんな患者さんにも必要なのです。

その意味で、医療者は生きるかなしみの分かる人になってほしいと思っています。人間は寂しくてかなしい存在である——患者さんと接するときは、そのことを忘れないほしいのです。

この「ヴァルネラブル」ということで感心したのは、サイモントン療法を日本に紹介した近藤裕先生です。以前、川越の病院でも心理療法を指導していただいたことがありますが、何年か前に根拠地を東京から沖縄に移してしまいました。

「沖縄の人は人の痛みがよく分かる。それも、相手と同じレベルで分かろうとする。わたしも癒しを専門にする人間だから沖縄の人たちのように感受性が強くなければだめだと思って、それで沖縄に住むことに決めたのです」

といっていました。

強くあることと弱さを知ること、この両者を兼ね備えることはどんな人にも必要なことだと思います。

医療者の三条件③〜メメント・モリ

最後の条件は「死」です。

折りにふれ、自分の死の意味や死後の世界を考えることです。生を謳歌するだけの生き方では、昼間だけ見て夜を見ないようなものです。

死をしっかり見据えないと、よい医者にはなれません。そこが分からない医者が、死の不安に脅えている患者さんのそばに行って、「元気を出しなさい」などと軽々しいことをいうのです。あるいは「おれは告知主義者だ」などと嘯《うそぶ》いて、あっさりがん告知をした挙句、あとはそのまま放りっぱなし。これではとても医療者とはいえません。

もちろん、死や死後の世界については、いくら考えても結論は出るはずがありません。しかし、自分なりに考えてみることは必要です。哲学書を読んでもいいし、小説や映画からヒントを得るのもいいと思います。

たとえば、禅宗のお坊さんで、芥川賞作家でもある玄侑宗久《げんゆうそうきゅう》さんの『中陰《ちゅういん》の花』（文春文庫）という小説には、人が死ぬとその魂が水蒸気のように宇宙いっぱいに広がるイメージが出てきます。仏教は質量不滅の法則に則《のっと》っていますから、「死」といってもすべてが無と化してしまうわけではないようです。亡くなった人の魂（いのち）は蒸発した水のように部屋から外へどんどん広がっていき、やがて大空いっぱいに広がり、さらには宇宙全体に遍《あまね》くゆきわたる。そこまでいくと、魂（いのち）はもはや物質ではなくエネルギーである、と玄侑さんは書いています。そして魂（いのち）がエネルギーにまで戻ることが「成仏《じょうぶつ》」にほかならないといいます。

人が死んでもまったくの無に帰すわけではない。「魂」というか、人の「いのち」が、純粋

魂は虚空に帰っていく…

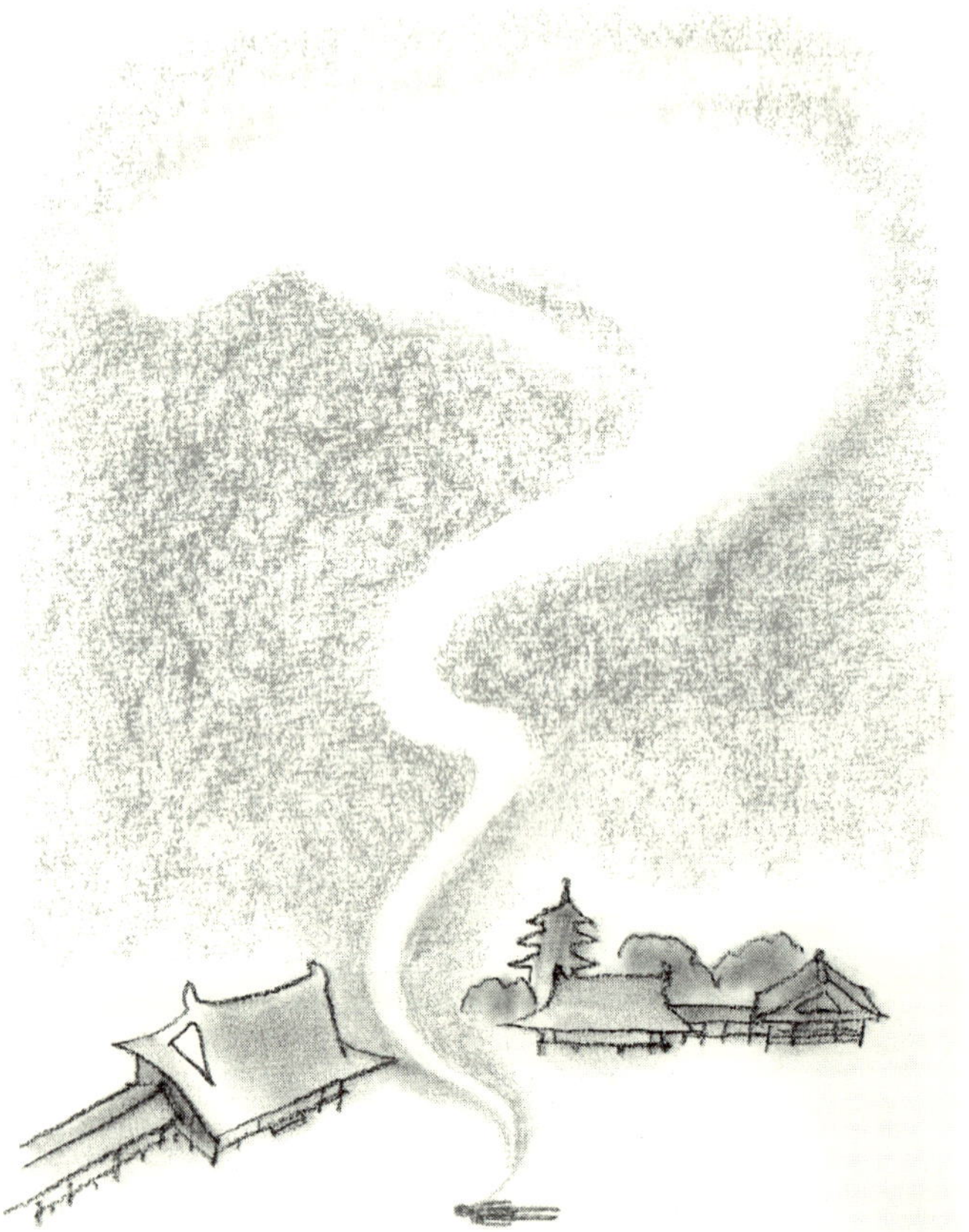

なエネルギーとして宇宙全体に拡散し、静かにゆったりと広がってゆくイメージが何となくお分かりいただけるでしょう。死者の魂はこうして、自分のふるさとである虚空に帰っていくのかもしれません。

もちろん確証があるわけではありませんが、こうした死の捉え方もあっていいわけです。というより、山に霊気を感じたり、季節の移ろいに「あはれ」を覚えたりする日本人だったら、ごく自然に実感できるイメージのように思います。

「フローラの青春の彼方に」(前述)を書くに際して、わたしは久しぶりに夏目漱石を読み返し、漱石の死生観に一種の感銘を受けました。読み返したのは『三四郎』『虞美人草《ぐびじんそう》』、そして『倫敦塔《ロンドンとう》』といった小説です。さらに、漱石はいろいろな人に手紙を出していますから『漱石書簡集』も読み直しましたが、とりわけ『書簡集』が素晴らしいと思いました。漱石の手紙は彼の面目躍如といった箇所が随所にありますから、何度読み返しても感心します。

昔からどうしてあんなにも漱石が好きだったのだろうということも、今度書簡集を読み返して分かりました。彼は大勢の人にいろいろなことを書き送っています。正岡子規とか芥川龍之介など、友人や門弟にたくさんの手紙を出しています。手紙だから、怒ってみたり悲しんでみたり、あるいはふてくされてみたりと、結構、感情に走るようなところがあります。そこも面白いわけですが、いちばんの収穫は漱石のほんとうの人となりが分かったことです。

漱石はやはり、「生きるかなしみ」と「青雲の志」を伝えようとしたのだなと思いました。漱石は多くの作品のなかで、生きるかなしみを感じつつも青雲の志を果たそうとする、そんな人間の生き方を描こうとしたのだと思います。

手紙を読み進んでいって、とりわけいいなと思ったのは死後の世界を信じていることです。漱石はたしかに死後の世界を信じていました。

《死んだら皆に棺の前で万歳を唱へてもらひたいと本当に思つてゐる、私は意識が生のすべてであると考へるが、同じ意識が私の全部とは思はない。死んでも自分〔は〕ある、しかも本来の自分には死んで始めて還れるのだと考へてゐる》（大正三年十一月十四日、岡田耕三あて。岩波版『漱石全集』第十五巻、原文のまま）

死後も自分はある。それどころか、死んでこそ本来の自分に還るのである、というのです。これは先ほど触れた「われわれ人間は百五十億年かけて虚空からこの地球上にやってきた。そして、死んだあとは場を整えながら虚空に還って行くのだ」というわたしの考えともぴったり一致します。

このほかにも印象に残った文章はいろいろありました。

《私は死なないといふのではありません、だれでも死ぬといふのです、さうしてスピリチユアリストやマーテルリンクのいふやうに個性とか個人とかゞ死んだあと迄《まで》つづくとも何ても考へてゐないのです。唯《ただ》私は死んで始めて絶対の境地に入ると申したいのです。さうして其《その》絶対は相対の世界に比べると尊い気がするのです》（大正四年二月十五日、畔柳都太郎あて）

親友だった正岡子規にあてってはこんなふうにいっています。

《二ツの目永く閉ぢ一つの息永く絶ゆるときは君臣もなく父子もなく道徳も権利も義務もやかましい者は滅茶滅茶にて真の空々真の寂々に相成《あいなる》べく夫《それ》を楽しみにながらへ居候《おりそうろう》》（明治二十三年八月九日）

「真の空々」とは、もうほんとうに何もない無の境地です。「真の寂々」とは、音ひとつしない涅槃《ねはん》の状態のようなものでしょうか。いっさい、空無の状態。いずれにしても漱石が、そんな死後の世界を楽しみにしていることがよく分かります。

もちろん、死後の世界はだれにも分かりません。じつは大変嫌なものかもしれません。反対に、非常に素晴らしい世界かもしれない。そうだとしたら、死後の世界について何も分かりもしないのに、死の淵から躍起になって人を引き戻そうとするだけのいまの医療はおかしいのではないか。死や死後の世界を放り出したまま、生命だけを救おうとすることは医療者として半分の仕事しかやっていないことになるのではないか――わたしは漱石を読みながら、そんなことも考えました。

『野分』という小説のなかで、漱石は白井道也《しらいどうや》という主人公にこう語らせています。これは有名な一節です。

《理想の大道を行き尽くして、途上に倒るる刹那に、我が過去を一瞥のうちに縮め得て、初めて合点がいくのである》

理想に向かって行き斃《たお》れるというまさにそのとき、一瞬のうちに自分の過去が思い浮かぶ。自分の全過去が早回しのフィルムのように流れて、それを見ながら、自分の「生」を合点《がてん》して死ぬ。いい死生観ではありませんか。わたしは、こういうところが漱石のよさだと思います。

医療者とはつまり、患者さんをサポートするようなパワフルさ（力強さ）、相手の痛みを分かるヴァルネラビリティ（傷つきやすさ）、そして死を考えること、この三つを兼ね備えることが医療者には必要だと思います。最後の「死を思うこと」をラテン語では「メメント・モリ」といいますが、その頭文字「M」も入れた「PVM」（Powerful, Vulnerable, Memento-Mori）をもった人こそ真の「癒し人」というべきです。

日ごろから「死」を見つめている人に診察してもらうと、死の不安に脅えている患者さんの心も不思議と和《なご》んでくるといわれます。それが事実だとしたら、それもコミュニケーションの力といえそうです。

医療の場は患者さんと医療者だけで成り立っているものではありません。患者さんの家族も、その友人もみな関わってコミュニケーションを築いてゆくわけです。そうであるならば、ここに挙げた「三条件」はひとり医療者だけの条件ではなく、患者さんの条件でもあるし、家族、友人に求められる条件でもあるはずです。もっといえば、人間すべての「養生の条件」と呼んでいいかもしれません。

第五章

場のネットワーク

ネットワークをつくる

「場」は単純化してみれば、コミュニケーションです。人と人、人と動植物、人と風景、あるいは人と虚空といった一対一の関わりから場は生まれます。そしてそうしたコミュニケーションを拡大していくと、場のネットワークになります。

わたしは、場とは究極的にはネットワークづくりだと考えています。いまここに「いい場」があるとすれば、それを外へ外へと広げていき、そしてそのいい場にみんなが身をおくようになることがわたしの理想です。そうなれば、われわれの「養生」も変わってくるはずです。

ただし、こうしたネットワークづくりの歩みはほんとうに遅々たるものです。わたしがネットワークづくりを心がけてからすでに十年以上になりますが、一歩一歩しか前進しません。まさに牛歩《ぎゅうほ》のごとし。歯痒《はがゆ》くなるほどののろさです。しかし、その一歩一歩が大切なのです。

そう思って、わたしは講演にも積極的に出かけるようにしています。依頼されたらできるだけ断わらないようにしています。ホリスティック医学を普及させる、という大きな目的がありますから、とにかくひとりでも多くの人に話を聞いてもらいたいと思っています。もちろん、講演料が驚くほど安いとか、場所があまりにも遠いとか、気乗りしないケースもありますが、極力断わらないようにしています。そして、どうしようかと迷ったときは行く、という原則を立てています。

「迷ったら馬券は買え」という競馬の鉄則がありますが、あれと同じです。

これは余談ですが、都立駒込病院に勤めていたころ、競馬に夢中になった時期があります。そのとき、その鉄則を痛感しました。なんと百八十倍の大穴を外してしまったことがあるのです。いまでも鮮烈に覚えていますが――八枠にアッシュールとバンビーナという名前の馬がいました。どちらに目をつけたのか、それは忘れてしまいましたが、いずれにしろ八枠がくると思ったから、「8」からの総流しで馬券を買いました。1―8、2―8、3―8……全部買った。ところが肝心の8―8だけ買わなかったのです。そうしたら、なんとその8―8がきてしまったのです。百八十倍！　千円なら十八万円、一万円なら百八十万円です。せっかくのチャンスに儲け損なってしまったのです。さすがにカーッと熱くなったことはいまでも忘れません。

それにしてもなぜ8―8だけ買わなかったのか。単に買い忘れただけのことでしたが、それ以来、わたしは「迷ったら馬券は買え」をモットーにしました。いまはもう競馬からは足を洗いましたが、この「競馬の鉄則」は守っています。

馬には乗ってみよ、人には添うてみよ。講演も、迷ったら行くことにしています。そうすれば場のネットワークも広がるし、いい出会いに恵まれるかもしれません。先に触れた山田養蜂場やそこの養蜂部長との出会いなど、その好例です。

二〇〇〇年五月から、わたしが塾頭になって「楊名時太極拳21世紀養生塾」をはじめたのもネットワークづくりの一環です。われわれを取りまく場のエネルギーを上げよう、いい場を創ろうと思ってはじめた集《つど》いです。設立趣意書にはこう書きました。

《養生とは生命を正しく養うことです。私たちの身体に宿った生命を慈《いつく》しみ育てて、いつの日か宇宙を超えて広がる大きな共通の「いのち」のもとにこれを返していくことが、私たちの生きる目的なのではないでしょうか。一人ひとりが「いのち」と「生命」をしっかりと見つめて生きる、そんな時代の幕が開けようとしています》

そして、この場から志ある人がひとりでも多く飛び立っていってほしいと考えました。ホリスティック医学はそこまでいかなければだめなのです。ひとりの患者さんの病気を治すことだけではなく、世にある人々すべての生老病死を見るのがホリスティック医学なのですから、みんながいい状況のなかで生老病死を送れるような場を創っていかなければいけない。できるだけそうした「いい場」を広げていきたいと考えています。

池袋に「帯津三敬塾クリニック」をつくったのも場のネットワークを広げる作業の一環です。しかも池袋にクリニックができたことで、川越の帯津三敬病院のほうに緊張感が生まれたようにも思います。池袋のクリニックには入院設備がありませんから、患者さんが川越に行く。そうなると、池袋にクリニックができたのも悪いことではないなという意識も生まれてきているようです。その意味では、池袋のクリニックが川越の病院にいい作用を及ぼしています。

三浦海岸に「がん患者学校」を

ネットワークづくりをめぐっては、最近こんな話がありました。

京浜急行「三浦海岸駅」（神奈川県）から徒歩五分のところに「マホロバ・マインズ三浦」というホテルがありますが、そこから講演を頼まれて初めて三浦海岸へ行きました。

バブルのときはマンションだった建物だそうです。ところがマンション会社が倒産したため、「四季の自然舎」という会社がそこを買い上げてホテルに模様替えしたのです。温水プールやスポーツ・クラブ、それにクア・ハウスなどが完備したなかなか豪華なリゾート・ホテルです。

マンションとホテルでは、そもそも建物の構造が違います。ホテルは廊下の両側に部屋が並んでいますけれども、マンションはふつう通路の片側にしか部屋はありません。またマンションは一戸ずつ独立しているから、プライバシーの確保もホテルより優れています。したがってマホロバの部屋も独立性が高く、元マンションだったことがかえって幸いしているように思いました。

そんなホテルがなぜわたしに講演の依頼をしてきたのかといえば、ホテルを経営する「四季の自然舎」が、がんの患者さんのための学校をつくる計画を立てたからです。ホテルの前の、海が見える空き地に学校を建て、がんの患者さんにいろいろ勉強をしてもらう場を創りたいと考えたのです。

がんの患者さんのための学校はすでに上海にあります。「上海希愛康復学校」といいますが、開校してすでに七、八年になるでしょうか。入学した患者さんは三週間あまり泊りがけで、朝の九時から夜の九時まで集中講義を受けます。もちろん途中に休み時間はありますけれども、なかなかのハードスケジュールです。

講義の内容は気功、音楽、あるいは劇的回復を遂げた人の講演、さらには栄養指導、心理専門医などの講義……と、かなりバラエティーに富んでいます。これだけのことを集中的に学んで基礎を固めてしまえば、あとの養生もずいぶん楽になるはずです。そして土曜日は休み。この日はそれぞれ自宅に帰ります。久しぶりに帰る自宅はリラックスできて、きっといいものでしょう。そうした楽しみによる免疫賦活《めんえきふかつ》効果も計算されているようです。

意外なのは、この学校に出資しているのが製薬会社だということです。学校の指導のおかげでがんの患者さんが回復すれば薬は売れなくなってしまいます。それなのになぜ学校に出資するのか。「製薬会社は営利だけが目的ではありません。薬を売るわけですから、当然、人々の健康を願っています。だったら患者さんの学校に出資して、みなさんが元気になるよう、お手伝いすることに何の不思議もないでしょう」というのが、当の製薬会社の回答でした。

マホロバもそうした学校を日本につくりたいというのです。そこでわたしのところへ、上海のがん患者学校を紹介してほしいといってきたわけです。わたしは「上海希愛康復学校」に紹介状を書き、マホロバの人たちも昨年そこを見学に行く予定でした。その手はずも整えていたのですが、会社が経営する湯沢（新潟県）のホテルが中越地震でダメージを受けてしまったので延期せざるをえなくなってしまいました。その代わりに、というわけでもないのでしょうが、わたしに講演をしてくれといってきたのです。

そんなわけで三浦海岸にがんの患者さんのための学校ができるのは予定より少々遅れそうですが、マホロバはいまから「学校ができたら帯津先生に校長をお願いしたい」といっています。わたしも多忙な身ですから、はい、そうですかと、二つ返事で応えるわけにもいきませんが、こうしたかたちでネットワークが広がっていくのはまさにわたしの理想とするところです。

授業で広げるネットワーク

ネットワークづくりは「講義」というかたちでも行っています。

ひとつは埼玉県の越谷市にある「埼玉県立大学」です。ここには看護学科、理学療法学科、作業療法学科、それに社会福祉学科の四学科があって、教えはじめてもう四年になります。

後期だけの授業ですが、わたしの担当は選択科目の「東洋医学」です。といっても、それは名前だけで、実際にはホリスティック医学を講義しています。学生さんたちもそれを望んでいるのでしょう、非常に熱心に聞いてくれます。朝の一時間目の授業なのに、出席率もとてもよくて、こちらもやる気が出てきます。冬寒くなると、さすがに出席者も減りますが、それでもかなりの出席率です。

ただ、わたしも年々忙しくなってきています。毎年、来年はやめよう、やめようと思うのですが、いつも先手を取られて「次の年もお願いします」といわれてしまいます。そこで、定年もあるのでしょう、と訊くのですが、「いや、ありません」。そして教室へ行って学生さんたちと顔を合わせると、もうだめです。とにかくみんな一所懸命だから、また来年も続けようと思ってしまうのです。

埼玉県立大学の場のエネルギーは高いといえます。学生も優秀です。わたしの試験はレポートですが、毎年、出来のいい答案がかなりあります。今年は「西洋医学と東洋医学の違い、および東洋医学の将来性について述べよ」という問題を出しましたが、これから答案を読むのが楽しみです。わたしにだって東洋医学の将来性は分かりません。そんななかでみんながどんなことを書いてくるか、とても興味があります。

もう一校教えているのは、やはり埼玉県の上尾《あげお》市にある「上尾中央看護専門学校」です。病院経営をしている「中央グループ」という会社がつくった学校です。こちらは教えはじめてすでに八年になります。非常勤ですが、ここでもホリスティック医学を教えています。

この学校で印象的なのは、初めて行ったとき授業中に学生たちが居眠りをしたり、おしゃべりをしていたのに、最近はまるで違ってきました。みんながぎらぎらした目をしてわたしの授業を聞くようになったのです。

はじめのころは正直いって、こんな教室ではしゃべりたくないなと思いました。授業中に寝ているのは腹も立たないけれども、隣の席の学生とべらべら私語を交わしているのを見ると、とたんにやる気がなくなってしまいます。それが、ここ二、三年変わってきたのです。それだけホリスティック医学に対する関心が高まってきたということでしょうか。

その看護専門学校の先生がこんなことをいっていたことがあります。「学校といってもやっぱり企業ですから、会議になると、どうしても経営とか赤字・黒字の話になってしまいます。先生、これで日本の医療は大丈夫でしょうか」と。だからわたしは答えました――いや、心配することはありませんよ。大丈夫です。なぜかといえば、ここの学生さんの態度を見ていると、どんどんよくなってきているからです。わたしの話だってちゃんと聞くようになってきた。みんな、医療に携《たずさ》わることの重みをしっかり受け止めています。日本の医療について悲観的になる必要はありません、と。

じっさい学生さんたちの質は年々上がってきています。

大事なのは「志」

もうひとつ、最近目立つのは、いったん社会に出た人が看護師になろうと思って入学してくるケースが増えていることです。そういう人は意気込みが違います。一度就いた仕事を辞めて再入学してきたわけですから、やる気が違います。志が違う。自分はまわり道をしているのだ、早く目的を達成しないといけないという気持ちがあるからでしょう、なんとなく学校へ来ている人たちとは気持ちも顔つきも違います。そうした人たちが場のエネルギーを高めているように思います。

ほかの大学の医学部に関しても、まわり道をしてきた人はみな優秀です。どうしても医学を勉強したくて他学部から転部してきたとか、長年病理をやっていたのだけれども臨床をやりたくて移ってきたとか、そういう人はたいていい優秀です。それはやはり、「志」があるからだと思います。

ただしそういう人たちは東大教授などにはなりません。一流大学の教授になる人はストレートで一本道を歩んできた人です。もっとも、まわり道をしてまでも自分の志を貫こうという人は、なにも東大教授になりたいなどと思っていないから、何の不都合もありません。彼らは東大教授などより、むしろ田舎の医者になりたいと思っています。じっさい、そうした道を進んでいく優秀な人は大勢います。

医師でもある作家・南木佳士《なぎけいし》さんが『信州に上医あり』（岩波新書）で描いた佐久《さく》病院の若月俊一さんもそのひとりです。わたしの大先輩の外科医ですが、エネルギーに満ちあふれた個性の人でした。志がぐらつきそうになったとき、わたしの背筋をピシッと伸ばしてくれるような、そんな先輩でした。

若月さんは、若いころは共産党で活動をしていて何回も逮捕されています。昔の教授というのは人間味のある人が多かったから、そんな若月さんをもらい下げにいきます。とはいえ、獄から出してやっても、逮捕歴のある人を大学においておくわけにはいかない。すると若月さんのほうも、農村医療に理想を燃やして佐久（長野県）へ行き、診療所をつくります。その診療所が現在の大「佐久病院」にまでなったわけです。いまや大学病院と肩を並べるくらいの質と量を誇る大病院です。

ついでに記しておけば、東大病院の外科では毎年一月に同窓会をしていますが、現在の教授の一代前の教授の時代、医局出身で異色の人をその同窓会に呼んで講演をしてもらおうと決まったことがあります。その第一回目が若月さんで、二回目がわたしでした。講演はこの二回で終わってしまいましたが、若月さんをめぐってはそんな思い出があります。

ともかく、大事なのは「志」です。わたしはひとりでも多くの学生さんたちに医療者の志を伝えたいと思いながら授業をしています。そして、それを受け止めてくれた学生さんたちが医療の現場へ出て、その志をまただれかに伝えていく……。あるいは医療の現場でそうした志の種を蒔《ま》く。それが徐々に広がっていって、いい場のネットワークができるのだと思っています。

養生塾沖縄分室

一昨年（二〇〇三年）の暮れに「楊名時太極拳21世紀養生塾」の沖縄分室ができました。ネットワークづくりはそういうかたちでも広がっています。

わたしは沖縄という場は昔から好きでした。青というより濃紺に近い海、それに泡盛、豆腐や魚をあしらった家庭料理は何ともいえません。もちろん、人情もいい。そんな沖縄に養生塾の分室ができたので、最近は年に二回ほど行くようになりました。

沖縄分室ができたきっかけはこうです。

数年前、沖縄に講演に行ったとき、奥田清志さんというわたしと同年輩の人が質疑応答の時間に、「養生塾は沖縄からでも参加できますか」と質問をしてきました。もちろん参加はできます。しかし毎週、沖縄から川越まで来るのは大変でしょうと答えたところ、「では、沖縄に養生塾をつくるのはどうでしょうか」といいます。それも面白いアイディアだなと思っていたら、間もなく奥田さんから連絡があって「沖縄養生塾」をはじめたいといってきたのです。

彼がイニシアティブをとって沖縄で設立総会が開かれたのは一昨年の十一月でした。そのときはわたしが講演をして、楊名時先生が太極拳を披露しました。その後、昨年の六月に第二回目、十二月に三回目の塾を開きました。

定期的な養生塾ではありませんが、年二回開くことにしています。

いまや、この沖縄行きがわたしの楽しみのひとつになっています。沖縄の人はとにかく人を遇するのが上手ですから、いつ行ってもとても気持ちのいい場なのです。那覇《なは》の飛行場には土曜日の夕方に着きます。すると車が迎えにきていて、そのまま居酒屋へ直行です。そこには塾のメンバーが何人か待っています。沖縄の女性は歓迎の意を表すためにすぐ抱きついてくるのですが、これがまたいいのです。みんなが揃うと、家庭料理と泡盛で談笑。時はあっという間に過ぎてしまいます。わたしも日ごろの忙しさをすっかり忘れて三杯、四杯と泡盛をあおるものですから、ついつい飲み過ぎてしまいます。

養生塾は、翌日の日曜日が本番です。講演をしたり、気功をしたり、年に二回のことですかしらいろいろな質問にも答えます。そして月曜日の昼ごろ、飛行機で戻ってくるというのがだいたいのスケジュールです。

この沖縄分室については、帯津三敬病院の患者の会の機関紙「川越からのおたより」第二十号に「歩を進める沖縄養生塾」と題して、昨年暮れの三回目の会の様子を書きました。

《いま、この原稿を沖縄のホテル日航那覇グランドキャッスルで書いています。昨日、ホテルからほんの目と鼻の先のメルパルコで第三回の楊名時太極拳21世紀養生塾の沖縄分室の講演会が終りました。終ってほっとしてオリオンビールと泡盛のロックを飲みすぎたのか、いささか重い頭で書いているのです。

講演会のプログラムは、第一部は養生に関する話を私が四十分ほど、第二部は奥田清志沖縄養生塾代表が天遊会の皆さんを率いて内養功の表演、次いで彼一人で楊名時太極拳の表演です。

奥田さんという人は私と同じ年齢ですが、つい最近までフル・マラソンに出場していたというだけあって身のこなしには実に若いものがあります。太極拳もなかなかなものです。以前、違う流派の太極拳を二年ほど習ったことがあるそうですが、楊名時太極拳は、まだはじめて半年のはずです。

内養功を見ても気功的なセンスは抜群です。それでも半年でここまで達するとは！　と心讃嘆しながら訊ねてみました。答えはこうです。六か月間で太極拳を千回練功しようと心にきめたのが二〇〇四年の六月。記録をとりながら予定の六か月目を迎えたら、なんと千六百回を超えていたというからおどろきました。これはまさに奥田流というべきでしょう。

第三部は、ふたたび私が気功の話をしたあと、「時空」の表演です。いや表演ではありません。会場の皆さんといっしょに練功です。

会場は満員の盛況ですが、あとで聞いたところでは百二十人くらいだったようです。しかし皆、熱心に聴いてくれて、途中で帰る人は一人もいなかったというからうれしくなります。

番外編は照屋美代子さんの帯津三敬病院入院体験談でした。彼女は昨年（二〇〇三年）の沖縄養生塾設立記念講演会の前日に地元の病院に入院して脳腫瘍の手術を受けたのです。術後、たび重なる頭痛に悩まされ、訴えても担当医が取り合ってくれないということで、十一月頃でしょうか、精査と治療のために帯津三敬病院に入院しました。

一週間ほどの体験を皆さんに話しているのを聴くと、最初は入浴が週に二回しかないとか、いろいろ不満があったようですが、退院する頃にはそれもすべて解消したそうです。

まずは同室の患者さんたちの生きざまに感銘を受けたそうです。自分よりも重い病気なのに、だれもが明るく健気《けなげ》に振舞っているというのです。

それと道場での人々との交流がすばらしかったといいます。患者の会を引っ張っていっている大野聰克さんや石井裕一さんに親切にされたことが忘れられないといいます。そして道場のエネルギーの高さを強調していました。

やはり、帯津三敬病院の場は、道場と患者の会の皆さんで保たれているのだということを再認識させられた次第です。

奥田さんの話ですと、帯津三敬病院から帰った照屋さんは、まるで人が変わったと評判だったようです。いい男でも出来たのではないかと噂する人もあったようです。きっと彼女の生命場のエネルギーが高まって溢れ出てきたのではないでしょうか。

第四回は来年（二〇〇五年）の六月に、第五回は十一月におこなうことにきまりました。しかも第五回は記念会として風光明媚なところで二泊三日の合宿形式という案も出ました。そのときは養生塾と患者の会の皆さんもいっしょに大勢で来て欲しいということです。今から心がけていただき、本当に大勢の人が参加してくださるようお願いいたします。

沖縄の紺碧《こんぺき》の海のように、前途に洋々たるものを感じたものです。いま、雨が降りはじめたようです》

モンゴルは第二のふるさと

場のネットワークは、川越から池袋そして沖縄へ、あるいは授業や講演などを通じて全国各地へだんだん広がっていますけれども、わたしにとっては中国の内蒙古《モンゴル》自治区も忘れるわけにはいきません。

人、環境ともに場のエネルギーの高いところで、これまで都合九回行っています。モンゴルはわたしの第二のふるさとといっても過言ではありません。

昨年は八月の末に、養生塾や患者の会のメンバーを中心にした仲間たちとツアーを組んで、内蒙古自治区から北京をまわってきました。

モンゴルでいちばん好きなのは何といっても草原です。見渡すかぎり、空と草以外何もない一面の大草原。あの素晴らしさは言葉では伝えようがありません。

気功をするとき、わたしの考案した「時空」では虚空をイメージします。虚空とは、宇宙をつくった空間です。それは果てしなく大きく、また無限のエネルギーを蔵しています。そうした虚空と一体となるのが養生の極意ですが、その虚空をイメージするとき、わたしはいつも内モンゴル自治区のホロンバイル大草原を思い浮かべます。

四方八方、どこを見渡しても何もありません。木もなければ牛もいない、馬もいない。家もない、電柱もない。ほんとうに何もありません。ただただ緑の草原が広がっているだけです。あとは青い空。時に、白い雲。それだけです。ひとりその場に浸っていると身も心もほんとうに癒されてゆくのが自分でも分かります。

とにかく、空と地面しかないのですから、目の前はすぐ空です。吸い込まれそうな青い空。それが目の前から頭の上を通って背後まで続いています。右も左も、前も後ろも、空ばかりです。空と草原だけ。まさにこの世に現出した虚空です。

しかもこの草原は、行くたびに違った表情を見せてくれます。そぼ降る雨のなかの緑の原野、あるいは真っ赤な夕陽に燃える草の海、星が降ってくる夜空の下は怖くなるような真の闇……。大草原の朝日については、かつてこう書いたことがあります。

《地平線から太陽が現われたのはちょうど五時でした。これまでの体験のなかにある日の出のように真っ赤な卵黄のような太陽がむくむくと生き物が生まれ出づるように昇ってはきませんでした。いきなり強烈なライトを浴びせかけられたような感じです。まぶしさで一瞬何も見えなくなるとともに、日光の圧力というのでしょうか、何か大きな力で後ろへ跳ねとばされそうになりました》（『帯津良一の現代養生訓』春秋社）

モンゴルの仲間たち

何度も行っている土地ですから、もちろん現地の人たちとの交流もあります。そうした何もない大自然のなかでの交流ですから、人と人とのこころの絆《きずな》はひとしお強く感じられます。

友人のひとりは、オロチョン族という少数民族出身の秀才・孟松林《もうそんりん》さんといいます。もともとは医師で、わたしの病院に留学していたこともある人です。帰国後、行政畑に引き抜かれ、オロチョン旗（「旗」は日本の市に相当する）の旗長になったあと、現在ではさらにその上のホロンバイル盟（「盟」は県に相当する）の「統戦部長」を務めています。孟松林さんはわたしのことを「恩師」と呼び、わたしたちが行くと必ず歓待してくれます。

もうひとりの友人は烏雲達頼《ウインダライ》さんという、ホロンバイル盟の県立病院の外科部長をしていた人です。孟松林さんの師匠格の人ですが、彼もわたしが行くと欠かさず会いに来てくれます。

すでに九十歳を超えているアルタンサン先生も忘れることができません。アルタンサン先生はダオール族で、日本が満州を統治していた時代、ハルビンにあった日本の軍医学校を卒業しています。そして日本軍の軍医になったという経歴の人です。終戦間際、日ソ不可侵条約を破って満州に進攻してきたソ連軍と戦った経験もあるといっていました。終戦後は、ホロンバイル第一の町・ハイラルにある鉄路病院（いわば鉄道病院）の内科の医者をしていました。日本の軍医学校を出た人ですから、文化大革命のときはだいぶいじめられたのではないかと思いますが、しかしそんな翳《かげ》は素振りにも見せません。

わたしが初めてハイラルへ行ったとき、通訳として来てくれたのがアルタンサン先生との初対面でした。あまりにも流暢な日本語をしゃべるので、わたしはびっくりした覚えがあります。アルタンサン先生はそのときすでに七十歳を超えていましたが、ものすごくいい人柄なので、いまでも付き合っています。現在は九十二、三歳ですから、毎回、もうこの世にはいないかなと思って行くと、幸い健在です。昨年の旅行のときもハイラルの飛行場まで出迎えに来てくれました。

アルタンサン先生とのあいだにはこんなエピソードがあります。初めて会ったとき、彼から「日本へ帰ったら『愛染《あいぜん》かつら』の本を送ってほしい」といいます。かつて一世を風靡《ふうび》した川口松太郎の小説です。「花も嵐も踏み越えて」という歌詞で知られる「旅の夜風」は、作品が映画化されたときの主題歌ですが、主人公がアルタンサン先生と同じ医者ですから、昔懐かしくて読み返したかったのだと思います。だからわたしも、よし、分かりました、といって日本へ帰ってきたのですが、どこで探しても見つかりません。仕方がないから、アルタンサン先生も昔読んだだろうと思って尾崎紅葉の『金色夜叉《こんじきやしゃ》』を送りましたが、なんだかあまりうれしそうではありません。『金色夜叉』の主人公は金貸しですから、無理もなかったかもしれません。

今回の旅行では、わたしの小石川高校時代の同級生もツアーに参加していたので、アルタンサン先生を紹介したところ、また『愛染かつら』の話になりました。するとこの人がどこかで『愛染かつら』をコピーをしてきてくれたので、やっとそれを送ってあげることができました。きっと喜んでくれたのではないでしょうか。

モンゴルにはまた、「帯津先生の恋人」といわれている女性もいます。わたしが顧問をしている病院の看護師さんです。わたしが最初にモンゴルに行ったとき、右も左も分らないし、男の先生がたばかりでは大変だからと、わたしの世話係のようなかたちでついてくれたのが彼女でした。日本語は多少勉強しているようですが、ほとんどしゃべれません。しかし看護師としてはなかなか有能な人で、いまは病院の労働組合の委員長を務めているといっていました。

わたしが行くと、周りのみんなが「帯津先生の恋人はどうした」というほどよく面倒をみてくれます。年は五十歳前後でしょうか。家庭もあって、おそらく子供さんもいるはずです。

モンゴルではそういう人たちとのうれしい交流が待っています。彼らと会えると思っただけで、もう気持ちがわくわくしてきます。そんな付き合いは日本でもめったにあるものではありません。会うだけで、その場のエネルギーが高まってくる交流というのは、わたしにとって（だれにとっても）ほんとうに貴重です。

満州里紀行

モンゴルの草原は想像を絶する広さですから、一回の旅行ではとても全部を見てまわるわけにはいきません。したがって毎回、的を絞って行きます。まだ行ったことのない草原はたくさんありますが、昨年の旅行では満州里《マンチユウリ》に狙いを定めました。

満州里は、十五年ぐらい前に一度行ったことがあります。ロシアとの国境にある町で、とてもエキゾチックです。当時はソ連（現ロシア）と中国の仲が悪い時代でしたから、両国の国境警備隊がキッと対峙《たいじ》していましたが、町は欧風でシャレていて一目で気に入ってしまいました。

飛行場のあるハイラルからは汽車で五時間の距離です。前回泊まったホテルはロシア風の非常に垢抜けしたホテルでした。そこへ泊まった翌日は、フロン湖という湖へ行きましたが、これがまた素晴らしいところでした。フロン湖は満州里から西のほうへかなり行ったところにあります。非常に大きな湖で、その周りには木もなければ人もいません。不気味なほどの静寂さに包まれ、日本ではとてもお目にかかれないような青い水をたたえていました。

そのときの印象がものすごく強烈だったので、今回の旅ではどうしてもみんなを満州里とフロン湖へ連れて行きたいと思いました。異国情緒たっぷりの満州里の町に泊まって、それから

内蒙古自治区

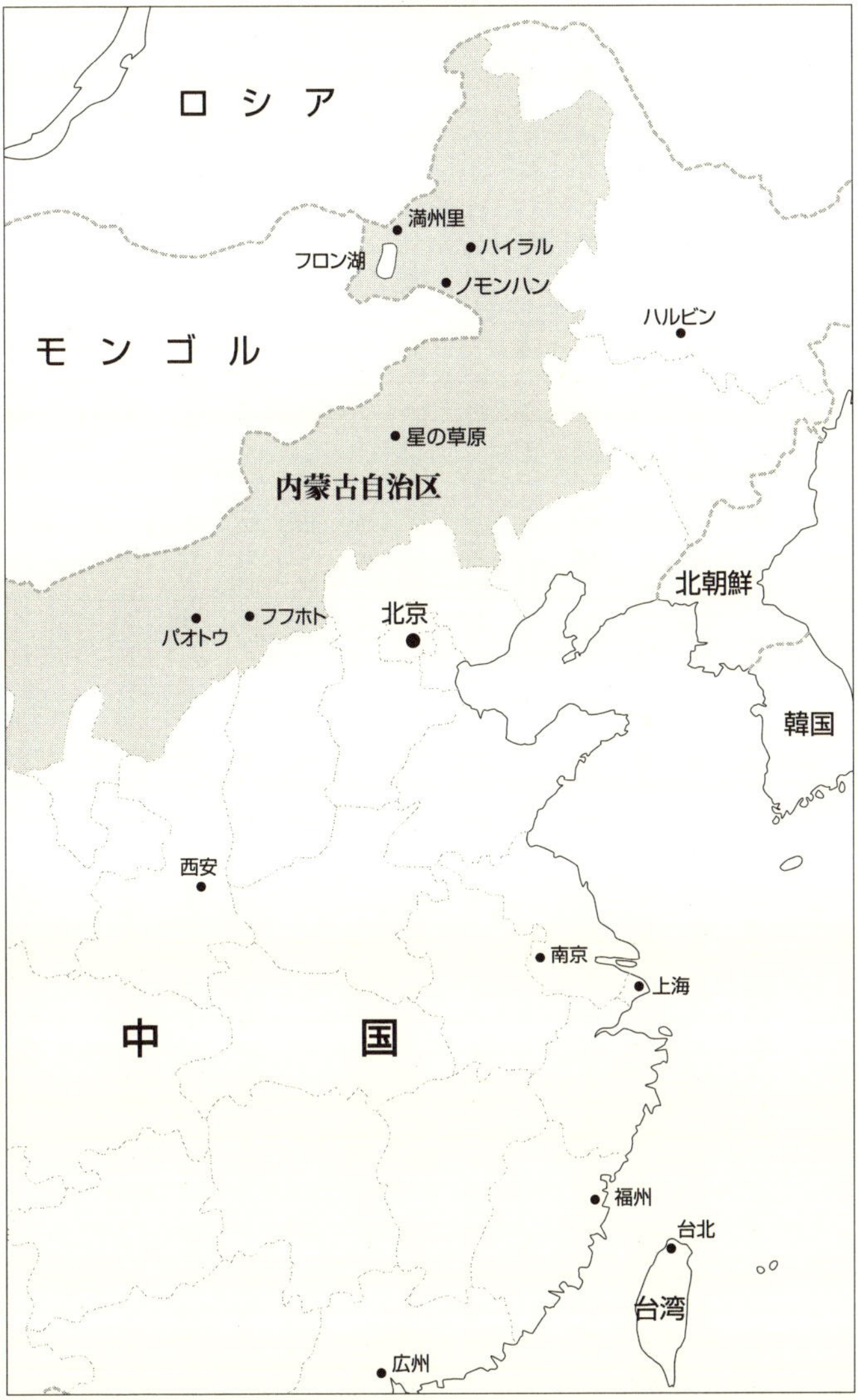

ロ　シ　ア
満州里
ハイラル
フロン湖
ノモンハン
ハルビン
モ　ン　ゴ　ル
星の草原
内蒙古自治区
北朝鮮
パオトウ
フフホト
北京
韓国
西安
南京
上海
中
国
福州
台北
台湾
広州

フロン湖へ行く。道中は草原のなかの道。これは悪くない、みんな喜んでくれるはずだ、というのがわたしの立てた計算でした。

今回もまず満州里に一泊しました。ハイラルから満州里へは汽車で五時間、車で行っても五時間です。前回行ったときは道路がありませんでしたが、いまは高速道路と呼んでもいいようなきれいな道が通っています。そこを五時間走ります。草原のなかの道路ですから、走るだけでも左右に広がる草原を思う存分堪能することができます。

ところが満州里に着いてみると、ものの見事に当てが外れてしまったのです。町はすっかり変わって、まるで上海のようになってしまっていました。ネオンがぎらぎらして、昔のホテルもどこだったのか分かりません。町全体が造り直され、様相が一変してしまっているのです。大いにがっかりしたことはいうまでもありません。

気を取り直し、翌日のフロン湖に期待をかけました。ところがここも――観光客が犇《ひしめ》いている。かつては人っ子ひとり見当たらず、不気味なまでの静寂に支配されていた青い湖が観光客でびっしりです。何のためにここまできたのかと、すっかり落ち込んでしまいました。

どこもかしこも都市改造、そして人の波、乱開発……。地球の場が低下していることはこうした光景からも分かります。

しかし、人の情は変わりません。健在です。

孟松林さんは今回もとてもよくしてくれました。わたしが行くとなったら全精力を注いで歓迎してくれるのが孟松林流です。まず、わたしたちのために土地の歌舞団を揃えて舞台の準備をしてくれました。舞台前にはわれわれが食事する席が設けられ、目の前で歌舞を楽しめるようになっています。わたしたちは総勢三十七名でしたが、見ているわれわれより歌舞団の人数のほうが多いくらいでした。

こうした心づくしは孟松林さんだけではありません。わたしたちがハイラルの飛行場に着いたときはすでに日が暮れていましたが、昔の仲間が大勢出迎えてくれました。旅行中は烏雲達頼さんとも会えたし、九十歳をすぎたアルタンサン先生もわざわざ会いにきてくれました。そうした人の情けほどうれしいものはありません。

その点では、今回も非常にいい旅行だったと思っています。

星の草原、そしてジンギスカン廟

モンゴルにはまた来年（二〇〇六年）行く予定ですが、場合によっては今年も行くかもしれません。というのも、また新しく「星の草原」と呼ばれる草原を知ったからです。

全然知らない人が手紙をくれて、「モンゴルが好きでよく行くのだけれども、最近は星の草原へ行ってきました」と書いてきたのです。なぜ「星の草原」と呼ぶかといえば、星がいちばん近く感じられる場所だからだそうですが、「その星の草原へ行ってアイディアが浮かびました。そこを散骨の場所にしたらどうかと考えています」と書いてありました。日本で、まだ生きている人から会員を募って会費を取り、その人が死んだら骨をもっていって撒いてあげる、それを事業としてやりたいというのです。「帯津先生も、できたら一度その星の草原を見ていただけませんか」と結んでありました。

そんな手紙が、昨年ちょうどモンゴルに旅立つその日に病院に届いたのです。成田空港で手紙を読んで、孟松林さんにその話をしたら、星の草原には行ったことはないけれども見当はつくから、「来年、ふたりで行きませんか」といいます。そんなわけで、都合がつけば今年「星の草原」へ行くことになるかもしれません。

とにかくモンゴルは広い土地ですから、いろいろな場所があります。日本軍がソ連・モンゴル連合軍に大惨敗を喫した（一九三九年）ノモンハンも、満州里やハイラルからそう遠くないところにあります。だからツアーを組んで行くと、戦史に興味がある人はノモンハンへ行きたがります。でもわたしはそうした戦跡は好まないので近寄りません。いいにしろ悪いにしろ、日本軍がロシア軍・モンゴル軍と戦って多くの将兵が死んでいった戦争です。なんとなく足が向きません。

これまではすべてハイラルを中心にまわってきましたが、一回だけ、ずっと西のほうのパオトウというところに行ったことがあります。ジンギスカンの墓は「永遠の謎」とされていて、どこにあるのかいまだに分かっていませんが、パオトウにはそのジンギスカンを祀った廟《びょう》がありました。そこはハイラルの草原と違って、半分砂漠です。草原もあるけれども、砂漠と入り混じっているから「モンゴルの草原」という雰囲気ではありません。やはり「砂漠」といった感じです。

その砂漠のなかに廟があって、これがすごく大きいのです。こんな砂漠によくぞこんな大きなお宮をつくったものだと思うほど、大きい廟です。それだけに不気味です。廟の上にのぼると、見晴らしがいいけれども、風がビューンビューンと吹いている。頭の上をすごい勢いで吹き抜ける。この風は狂気をはらんでいるな、と思うほどです。その狂気に誘われてジンギスカンはヨーロッパまで攻めて行ったのではないか……。

モンゴルには、ついそんなことを考えてしまうような、そんな凄惨な場所もあります。

宇宙的な生命観

話を昨年の旅に戻します。

満州里へ行ったり、フロン湖へ行ったりするあいだじゅう、ツアーのメンバーはバスで移動しましたが、わたしは烏雲達頼さんや鵜沼君といっしょに孟松林さんの四輪駆動車に乗せてもらいました。

あれはフロン湖からハイラルへ帰る途中のことでした。ツアーのメンバーが「草原でゆっくりしたい」というので、大草原で車を停めることにしました。みんなも草原にひとり立って虚空をじっくり味わいたかったのだと思います。

車を停める場所も打ち合わせました。ところがその連絡が不徹底だったために、われわれ四人の乗った孟松林さんの車はみんなのバスとは違う草原に行ってしまったのです。しかし怪我《けが》の功名というのでしょうか、われわれの行った草原のほうがずっとよかったようです。草原を知悉する孟松林さんが連れて行ってくれた場所ですから、とても素晴らしい草原でした。わたしがいままで行ったなかでも一、二を争うほどの雄大さです。

三六〇度、見渡すかぎりの大草原。一箇所だけ少し高台になった場所があって、そこに土地の神さまを祀ってありました。地元の言葉では「オボー」というそうです。竹垣を輪にして、注連縄《しめなわ》のような格好で縛ってあります。そこで天の神と交流するわけです。日本でいえば、神の霊が招き寄せられ、そこに乗り移るとされる依代《よりしろ》のようなものでしょう。

オボーの上にのぼってみると、素晴らしい眺めです。見渡すかぎり緑の地平線が続いています。その広大さ、雄大さには改めて感動を覚えました。そして上を仰げば、青い空。その空の奥から神さまが降臨《こうりん》してても不思議はないと思うほどのすごさです。地球を包み、宇宙を抱《いだ》く虚空が感じられる……といっても、大袈裟ではありません。

ところがひとつだけ難点があります。地元の人たちがそこで呑むから、オボーの下には酒のビンやヒツジの頭の骨が散らばっているのです。もう臭くてしょうがない。そういうところが中国の汚さです。神聖な地であれどこであれ、中国の人たちは所かまわず宴会をする。その夢の跡がそのままになっているのです。それだけはまったくの幻滅でしたが、草原を見ているかぎりでは圧倒されるようなすごさでした。

そんなふうにモンゴルの大草原に浸って虚空を感じていると、清水博先生のいう「限りなく遍在的な生命」も実感として分かるようになります。

《「限りなく遍在的な生命」は、少なくとも地上に生命が誕生して以来、引きつづいて存在し、それ自身創造的に進化（深化）しつづけてきた活《はたら》きであり、地球全体の細部にまで広がって限りなく遍在的である》

という一文も、何の抵抗もなく理解できます。「大きないのち」がほんとうに実感できるからです。

人間は「自分で生きている」のではなく、むしろ何か大きな力によって「生かされている」

のではないか、という思いが自然に湧き起こってきます。

わたしたちは「場」に働きかけながら生きていますが、その「場」もわれわれに働きかけてくるのです。われわれは「生きている」だけではなく「生かされている」のだという、何か宇宙的な生命観が湧いてくるのも、モンゴルという「場」の力でしょう。

第六章

いい場を創ろう

これからは「エネルギー医学」の時代

現在、アメリカでは先見性のある研究がどんどん続けられています。わたしは今度、エネルギー・メディスンについての『エネルギー療法と潜在能力』という本の監修をして、併《あわ》せて序文も書きました。優れた学術書を採算無視で出しつづけている「エンタプライズ」という出版社から刊行された翻訳本ですが、そうした新しい方向を探る本はアメリカで続々出版されています。

『エネルギー療法と潜在能力』を書いたのはジェームズ・L・オシュマンという人です。医者ではなく物理学者ですが、その膨大な原稿を読んでいると、やはり頭脳明晰な人であることが分かります。物理学が中心の本ですからなかなか歯応《はごた》えはありますけれども、読んでいてじつに楽しい本でした。この本のなかで、オシュマンは「これからはエネルギー・メディスンの時代になる」と断言しています。

エネルギー・メディスン（エネルギー医学）というのは、簡単にいうといのちのエネルギーに注目する医学です。生体のコミュニケーションを担っているのは、じつは神経系などとは別の潜在的な知覚伝導系である、とオシュマンはいいます。そして、その知覚伝導系は感覚情報や筋肉を動かすエネルギーを伝えるネットワークにほかならない、というのです。

まさにわたしがいってきた「いのちのエネルギー」「場のネットワーク」といったことと重なり合う見方です。だから訳本の序文で、わたしは、「本書を読破することによって、がんとは何か、気とは何か、鍼のメカニズムはどうなっているのか、さらにホメオパシーの原理とは何か……、そういうことが一気に霧が晴れるように分かってくる」といった意味のことを書きました。ここを突き詰めていけば、「いのちとは何か」ということも見えてくるのではないかと思わせるものもありました。

つまり、肉体ばかりでなく、こころや感情、精神の情報も扱おうとするのがエネルギー医学です。言い換えれば、目には見えない「いのち」や「気」に注目する。当然、わたしのいう「場」のエネルギーもそのなかに入ってきます。

このようにアメリカでは、わたしが考えているようなことは、いろいろな人がどんどんいっています。「エヴィデンス（科学的根拠）がないじゃないか」などと、みみっちいことをいう人はほとんどいません。

それくらい新しい動きが出ているし、素晴らしい本も次々に書かれているのがアメリカの現状です。

エネルギーのもつ桁外れのパワー

オシュマンのいうように、「エネルギー」という視点はこれからとても重要になってくると思います。本書でも、わたしは何度も「場のエネルギー」とか「いのちのエネルギー」という言葉を使ってきましたが、極論すれば「場」はエネルギーである、といっていいと思います。

第一章で触れましたが、患者さんのいのちを甦らせた「ふるさと」、楊名時先生と過ごすゆったりとした「時間」、あるいは駒込病院や開設間もないころのわたしの病院にあふれていたスタッフみんなの「やる気」、そうした諸々《もろもろ》の場を考えたとき、そこに共通するのは、目には見えないけれども、何か途方もない力をもった「エネルギー」ではないでしょうか。

たとえば先日、わたしは知人からジェーン・ロバーツという人の『セスは語る』（ナチュラルスピリット、紫上はとる訳）という本を薦《すす》められたので、ぱらぱらと読んでみました。これは、セスと呼ばれる「人格を有するエネルギー存在」が、トランス（催眠）状態にある著者を通じて「こう語った」という一種のスピリチュアル系の本ですが、そのなかにはこんなことが書いてありました。

――空間には「整合点」と呼ばれる、エネルギーが集中する点がある。その整合点は、はじめは大したエネルギーをもっているわけではないけれども、一気に大きなエネルギーをもつようになることがある、と。そしてこんな例を挙げています。

《家屋やその他の建造物を建てるにしても、いわゆる建築に好ましい場所というものがあります。たとえ他の条件が同じでも、そうした場所では健康状態が良好に保たれ、活力が増し、植物もよく育成繁茂します。（中略）整合点自体は、明らかに物理的な存在ではありません。つまり不可視であるということですが、数学的演繹による推定は可能です。それでも、かような場所はエネルギーが強い地点として感じることができます》（同右）

《同じ部屋のなかでも、光などの必要条件はいっさい同じなのにもかかわらず、他と比べて特に植物の生育がよい場所があるという場合があります。あなたがたの空間には、すべてにそうした整合点が行き渡っているため、整合点どうしの間に見えざる角度が作られている場合があるのです》（同右）

こういうことは大いにありうると思います。どこかの家を訪問したとき、「ああ、居心地がいい」と感じる場合や「早く退散したい」と思うことがあるのも同じことです。それはそこに集中しているエネルギーの作用による、ということができます。

「エネルギー」というものがいかにすごいものであるかということを考えれば、こうした「整合点」とか「いのちのエネルギー」の不思議さも納得できると思います。

アインシュタインは、質量が大きなエネルギーに変わることを「E＝mc^2」という有名な公式で表しています。この公式をごく簡単に説明しておけば、「E」はエネルギー、「m」は物質の重さ、「c」は光の速さです。つまり、「エネルギー」とは「物質の重さ」に「光速」の二乗を掛けたものである――ということになりますが、周知のように「光の速さ」は一秒間に三十万キロ、ものすごい速さです。その二乗ですから九百億キロ。したがって、ほんのわずかな重さの変化でもエネルギーは桁外《けたはず》れに大きくなります。

「ジュール」というエネルギー単位は、「m」をキログラム、「c」をメートル／毎秒でとりますから、一グラムの重さをすべてエネルギーに転換すると――、

○・○○一（キログラム）×三○○、○○○、○○○（メートル）×三○○、○○○、○○○（メートル）＝九○、○○○、○○○、○○○（ジュール）

なんと九十兆ジュール（！）。一ジュールは約○・三カロリーですから、約三十兆カロリー。つまり、三百億キロ・カロリー。莫大なエネルギー量です。

百グラムのものを九十九グラムに減らして、その一グラムをエネルギーに転換するだけで、これだけ膨大なエネルギーが生まれるのです。真偽は定かではありませんが、これは大きな発電所が一日に生み出す全エネルギー量に匹敵すると聞いたことがあります。

こうした発見が原子力エネルギーにつながり、それが一方では電力発電を、他方では核兵器

をつくり出したわけですが、エネルギーのパワーというのはこれくらい桁外れに大きいのです。

ホメオパシーもエネルギーの医学

わたしはいま「日本ホメオパシー医学会」の理事長を務めていますが、このホメオパシーも「エネルギー」に着目した代替療法だといっていいと思います。

ホメオパシーはドイツ人の医師サミュエル・ハーネマンがはじめた療法で、もう二百年以上続いています。英語では〝Homeopathy〟と書きますが、「同じような症状を引き起こす」という意味があります。

熱が出たときは解熱剤を使うのがふつうです。ところがホメオパシーは、熱が出たときに発熱剤を用います。そこから「類似療法」とも呼ばれていますが、西洋医学に慣れきった人はみんな、「えっ？」という顔をします。

しかし、ホメオパシーの考え方にも一理あります。熱が出るとはどういうことかといえば、それは生命力が働いて正常な状態を回復しようと努めている兆しです。だったら、それを後押ししてやったほうがいいのではないか。つまり解熱剤ではなく、むしろ発熱を促すような薬を与えたほうがいい。そういう考え方が、ホメオパシーのひとつの特徴です。

ただし、熱が出ているときにほんとうの発熱剤を与えたら大変なことになってしまいます。そこで、ホメオパシーの薬（レメディー）は成分をきわめて薄くしています。成分を何回も何回も希釈した薬を使う。成分の「影」のような薬です。これがホメオパシーの第二の特徴といえます。

レメディーは、一般的には小粒のほんのり甘い乳糖玉で、三千種類以上もあります。それを患者さんの症状や体質、性格などに応じて処方します。

このレメディーをつくるには、植物や動物、鉱物などの自然物質を採取してきて、それをアルコール溶液に入れ、まず母液をつくります。その母液をアルコール溶液で百倍に希釈して激しく振る。振ると効力（ポテンシー）が高まるといいます。また、母液を薄めれば薄めるほどよく効くようになるといって、国によって多少違いますが、イギリスでは百倍希釈を三十回繰り返したものを標準的濃度としています。

百倍希釈を三十回繰り返したものを「30ｃ」と呼んでいます（「ｃ」というのは「century」つまり「百」の頭文字です）。耳で聞いただけでは、「ふーむ」と思うだけですが、じつはこれは想像を絶するような薄さなのです。

百倍希釈を三十回繰り返すわけですから、母液は「百の三十乗《じょう》分の一」になる。すなわち「十の六十乗分の一」です。ということは、「一」の下に「ゼロ」が六十個つく。これを数字で表すと、

最初の母液はなんと――、

一、〇〇〇、〇〇〇、〇〇〇、〇〇〇、〇〇〇、〇〇〇、〇〇〇、〇〇〇、〇〇〇、〇〇〇、〇〇〇、〇〇〇、〇〇〇、〇〇〇、〇〇〇、〇〇〇、〇〇〇分の一。

そこまで薄まってしまう。ここまでくると、成分はもう一分子も含まれていないといっていいでしょう。じっさい現代化学では「12 c」（アボガドロ数）の段階で物質の最小単位である分子はなくなると考えられています。レメディーは「30 c」ですから、まったくただの水にすぎないということになります。

では、単なる水がなぜ効くのか――西洋医学陣営からはつねにそういう批判が出されています。ホメオパシーの効果については、科学的に証明できないという声も上がります。そこで、これまでも数多くの論争が繰り返されてきたわけですが、しかしその一方で、ホメオパシーが効くという実績もちゃんと上がっています。

わたしの病院ではもう四、五年ホメオパシーを使っていますけれども、効く人には劇的に効きます。だから患者さんにはとても人気があります。第一、舐めるだけでいいわけですから、これ以上楽な治療法はありません。それから安い。人気が出るのも当然でしょう。

このホメオパシーの基本的な考え方は――母液をどんどん薄めていって、そこから物質性を徹底的に排除してエネルギー場だけ残すというものです。そしてそのエネルギーを身体に伝えて、乱れた秩序を元に戻すのです。

薬もエネルギー場をもっています。徹底的に希釈されたレメディーは、それが本来もっているエネルギーから物質性を排除した分、より純粋なかたちでエネルギー場が形成され、そしてそれが人間のいのちの場に働きかけるのです。これはまさに「エネルギー医学」です。わたしの言葉を使えば「場の医学」にほかなりません。

物質性を排除したレメディーは、患者さんにエネルギーを伝えるタグボートのようなものだと考えてもいいかもしれません。そうだとすれば、当然レメディーを処方する人の癒しのエネルギーも患者さんに伝わっていきます。したがって、ホメオパシーを使う場合は、こちら側も高いエネルギーをもっていないといけない。げんにレメディーは、癒し人《びと》が処方すると、その癒しのエネルギーが患者さんに伝わるといわれています。

徐々に変わる世界の潮流

現在、ホメオパシーは、ドイツでもフランスでもイギリスでも、またアメリカでも着々と広まっています。イギリスではいちはやく一九四九年に政府がホメオパシーを国民健康保険制度のなかに取り入れ、正式な治療として認定しています。その翌年には、国会制定法によってホメオパシーの科学的な研究と医師への教育を目的とした機関「ホメオパシー医師団」が設立されています。

　ところが、日本の厚生労働省はいまだにホメオパシーを認知しようとはしていません。「エヴィデンスがないから」というのが、その理由です。——物質でないものがなぜ効くのか。「エネルギー」だというのでは薬として認めるわけにはいかない、そういいつづけています。官僚ですからそうした姿勢は仕方がないと思いますが、ただし流れは徐々に変ってきているように思います。

　WHO（世界保険機関）も「スピリチュアリティ」を討議するまでになっています。WHOのこれまでの健康の定義は《健康とは、完全な肉体的、精神的及び社会的福祉の状態であり、単に疾病または病弱の存在しないことではない》というものでしたが、これまでの「肉体的」「精神的」「社会的」要素に、さらに「霊性」といった要素が加われば徐々にわたしの領域に近づいてきます。

　そう思うとさすがに、はるばると来つるものかな、という感慨も湧いてきます。

　前述したように、わたしが中西医結合をはじめたころ、中国医学を導入してがんを治そうとするドクターはほとんどいませんでした。西洋医学至上主義の時代で、科学の進歩とともに医学も進んでゆく、という思想が行き渡っていました。いま考えると非常に楽観的だったと思います。

しかしわたしは、身体（モノ）だけを扱っていたのではだめだと考えて、イメージ療法やホメオパシーといったさまざまな代替療法を取り入れてきました。西洋医学だけでは、がんの治癒率がなかなか向上しないという厳しい現実があったのがひとつの理由ですが、それだけではなく、人間を機械のように見るだけでは抜け落ちてしまう「何か」があると思い至ったからです。もちろん、西洋医学を排斥するわけではありません。しかし人間は身体（ボディー）だけではありません。「こころ」（マインド）や「いのち」（スピリット）にも目を注がなければ人間の深奥《しんおう》にまで届かない、という強い思いがあったのです。

そして、そうした思いが、人間をまるごと相手にするホリスティック医学につながり、さらに「場」という考え方につながってきたわけですが、時代も社会もそうした方向へ流れてきているといえそうです。

「見えるもの」から「見えないもの」へ

時代の流れは確実に「見えるもの」から「見えないもの」へ向かっています。身体（ボディー）だけなく、「こころ」（マインド）や「いのち」（スピリット）にまなざしを注ぐようになったのもそのひとつです。オシュマンの提唱する「エネルギー・メディスン」も同様です。物質性のないホメオパシーに向かう趨勢も例外ではありません。

こうした傾向はおそらく、目に見えるものだけに注目していたのでは物事の本質を捉えることができないという反省からきているはずです。じっさい、エネルギーをめぐっては「九○、○○○、○○○、○○○、○○○ジュール」とか、「一、○○○、○○○、○○○、○○○、○○○、○○○、○○○、○○○、○○○、○○○、○○○、○○○、○○○、○○○、○○○、○○○、○○○、○○○、○○○分の一」とか、想像を絶するような世界が広っているのです。たしかにそれは目には見えません。しかし、そうした世界は歴然として存在しているのです。しかも、それは然るべき作用を及ぼしている。そうした事実に気づくとき、「見えるもの」だけ相手にしているのは怠慢というべきです。

素粒子のレベルで見たとき、粒子はエネルギーに転換します。粒子には反粒子が存在します。反粒子は粒子と質量が同じですが電荷が正反対になっているので、粒子と反粒子が出会うと、粒子は消滅してエネルギーに変換してしまいます。そうした「素粒子学」に基づけば、「物質」はすなわち「エネルギー」だといって過言ではありません。

われわれの身体にしても、その本体はエネルギーであるということができます。つまりわたしのこの肉体も、わたしの「いのちの場」の特殊な状態にすぎない。死ねば肉体は消えてしまいます。しかし「いのち」はなくならない。それはエネルギーという本来のかたちに戻るだけだ、という解釈もできます。先に、『中陰の花』という小説で玄侑宗久さんは――亡くなった人の魂は蒸発した水のようにどんどん広がっていき、やがて大空宇宙全体に遍《あまね》くゆきわたる。そこまでいくと魂はもはや物質ではなくてエネルギーだといっていると書きましたが、それも同じことをいっているはずです。

『般若心経《はんにゃしんぎょう》』にも同じような思想があるようです。分子生物学者の柳澤桂子さんは、『生きて死ぬ智慧』（小学館）という本のなかで、「是諸法空相／不生不滅／不垢不浄／不増不減」という箇所を次のように意訳しています。

《お聞きなさい
あなたも　宇宙のなかで
粒子でできています
宇宙のなかの
ほかの粒子と一つづきです
ですから宇宙も「空《くう》」です
あなたという実体はないのです
あなたと宇宙は一つです

宇宙は一つづきですから
生じたということもなく
なくなるということもありません
きれいだとか　汚いだとかいうこともありません
増すこともなく　減ることもありません
「空」にはそのような
取るに足りないことはないのです》

仏教でも、現代の科学でも、人間は粒子なのだ、エネルギーなのだ、というわけです。そうだとすれば、わたしが繰り返し述べてきた「いい場」というのも、約《つづ》めていうなら「エネルギーの高い場」ということになります。

清水博先生のいう「コヒーレントな場」。それは、人々が宗教や民族で対立し、いがみ合い、地球の場が荒れているいま、われわれは「志」をひとつにして場の歪みを正し、場を高めていかねばならない、という提言です。そのように人々の気持ちがひとつになったとき、場のエネルギーはきわめて高いものになります。前述の『セスは語る』という本の用語を使えば、「整合点」にエネルギーがグーッと集中する。

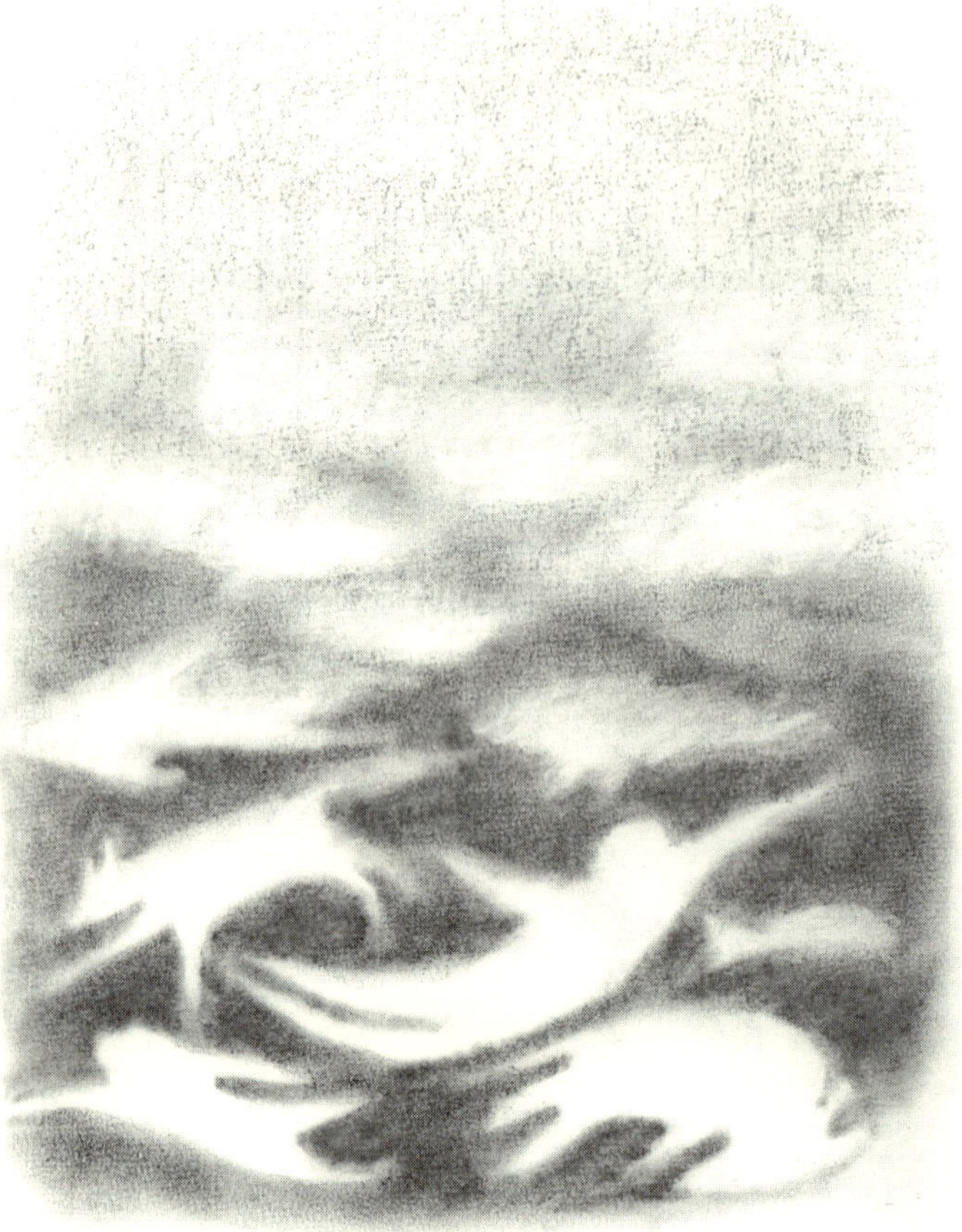

わたしが、ホリスティック医学を普及させたいと願って全国各地をまわり、そのネットワークを広げようとしているのも、言い換えれば、その土地、その学校、その集まりといった「場」を活性化して、そこのエネルギーを高めようということでした。

講演を終えると、わたしと握手したいという人がきます。そういう人たちはやはり、わたしからエネルギーを受け取ろうとしているのだと思います。意識するにしろ無意識にしろ、何らかのエネルギーを感じている。だから、なかには「気をください」といってくる人もいます。わたしに抱きついてくる患者さんもいます。

人々のそうした熱意、願望、思いといったものが、目にはみえないけれども一点に集中するとき「いい場」が築き上げられるのです。

その意味では「いい場」を形成するのは、そこに集まった人の数だとか、そこの設備だとかいった、そういった目に見える要素ではなくて、その場に集う人たちのエネルギーの高さだというべきでしょう。それが決め手になります。

背中に矢を受けても立つ気概

しかし「エネルギー」とか「いのち」「霊性」といったものは、いまの段階ではまだ十分に解明されていません。したがって、ホメオパシーを認めようとしない厚生労働省や、代替医療をいかがわしいものと見る西洋医学のドクターたち、あるいは「気」とか「場」といわれると胡散臭《うさんくさ》そうな顔をする人たちがいます。まだまだそういう、乗り越えなければいけない障壁はたくさんあります。

げんに『エネルギー療法と潜在能力』を書いたオシュマンも、本のなかでこんな意味のことを書いています。

《先駆者とは何かと問われたら、それはすべての矢を背中に受けて、それでも立つ人間である》

いくらアメリカでも彼の考えは先を行き過ぎているのかもしれません。しかし、「背中に矢を受けても立つ」とは素晴らしい志だと思いました。なんだか武蔵坊弁慶のようですが——よし、わたしもこれでいこうと思っています。

東大全共闘の議長として有名だった山本義隆さん（駿台予備校講師）の大著『磁力と重力の発見』（みすず書房）が第三十回大佛次郎賞を受賞して、その受賞記念に行った物理学の歴史に関する講演の要旨が駿台予備校の雑誌に載っていましたが、そのなかで山本さんは、「ニュートンは怪しい人だった」といっています。

ニュートンというとなにやら科学の権化《ごんげ》のように思うけれども、ものすごく怪しい男だったといいます。怪しい男だったからこそ、万有引力を発見できたのだと山本さんは力説していま す。怪しくない人間は、物体と物体がぶつからないと力を及ぼさないと考えてしまうところで すが、怪しい男・ニュートンは物体と物体は離れていても力は働くと考えた。だから、万有引力を発見できた。そうした発想は怪しい人でないとなかなか出てこないものだといいます。

山本さんにいわせると、あの当時、科学を推進したのはみな怪しい人たちだったようです。ガリレオ・ガリレイなどは全然怪しくないから、これはたいしたことはない。それに対して天体の運行法則を発見したケプラーやニュートンは怪しげだったから、あれだけの発見ができたのだと喝破しています。

その意味ではわたしたちも、もっともっと怪しくなったほうがいいのではないでしょうか。そして、「いい場」を創ろうとするときは、背中に何本の矢を受けようとも立つんだという「志」をもつ。これは忘れてはならないポイントです。

エネルギーを高める五条件①～食事への配慮

いい場を創るとは、自分自身のエネルギーを高めながら、自分が所属している場のエネルギーもグーンと高めていこうとするわけですから、まずはわれわれ一人ひとりが自分自身のエネルギーを高めていかなければなりません。

最後に、そうするための五つの条件を挙げておきます。


第一は、食事への配慮です。

「いのち」を養うために食事を欠かすことはできません。しかも毎日のことですから、食事に配慮することは必須です。


食の養生について、わたしの病院では『粗食のすすめ』（新潮文庫）がベストセラーになった管理栄養士・幕内《まくうち》秀夫さんに食事指導をしてもらっています。もちろん、彼の「食」の理念に敬意を抱いているからですが、わたしの発想は彼とはちょっと違います。

わたしの考えでは、どんな食事をしてもかまいません。自分なりに食事に対する考え方をもつことが大切です。おれは「玄米菜食」だという人もいるでしょう。甲田光雄先生（「八尾市甲田病院」院長）の「小食療法」をしている人もいると思います。あるいは大量の生野菜ジュース摂取と塩抜き、脂肪・動物性蛋白質抜きの食事で知られる「ゲルソン療法」に徹する人もいるでしょう。それは、何であってもかまわないというのがわたしの考えです。それより、自分の食事はこうなのだという理念をもつことが大切だと思います。

なかには「おれは肉だけ食う」という人もいるかもしれません。それがその人の信念なら、わたしはそれでもいいと思っています。

げんに、わたしのモンゴルの友人であるアルタンサン先生など、「肉と酒でおれは動いているんだ」と豪語しています。「肉と酒はおれのガソリンだ。ガソリンがないと動けない」という理念のもとに肉を食べ酒を飲んでいるなら、それでも一向にかまいません。アルタンサン先生は「肉が主食で、酒がスープ代わりだ」といって、じっさい九十歳以上の長寿を保っているわけですから何も問題はありません。

もっとも世間一般の常識からすれば、肉と酒ばかりではまずい。やはり野菜も摂らなければ……ということになると思います。もしその人がそう思ったら、そうすればいい。肉だけではなく、野菜も摂るようにする。食事のバランスを考えるようにすることです。ところがアルタンサン先生はそうは思わないわけです。それならそれでいい。自分流をつくればいいのです。

自分がいいと思えば、肉食でもかまわないし玄米菜食に徹して菜食主義者になるのもいい。自分の気持ちが第一です。

わたしはあまり肉を食べませんけれども、旅に出たり、町を歩いているとき、無性にメンチカツが食べたくなることがあります。ナイフを入れると肉汁がジュウジュウいっているメンチを頬張ると、とにかく幸せな気分になれます。そんなときは何をおいてもメンチカツを食べます。自分が食べたいわけですから、幕内さんに何といわれようと、その場合はメンチを食べる。

それでいいのだと思っています。

その意味では、食事はまずおいしくなければいけません。何よりも「うまい」ということが先にきて、次に、では食材をどうするかという順番になる。うまさを除外して食材だけを吟味して、玄米だ、無塩だといってもそれではあまり意味がない。第一、それでは寂しすぎます。

食事はまず、うまいこと。わくわくするようなおいしさがほしい。といっても朝や昼は忙しいから、わくわくして食事をする暇はなかなかありません。したがって夜の食事でわくわくする。そのとき、うまさを第一に考えて食材選びをすればいいと思います。

アルタンサン先生のような場合は例外ですが、一般的にいえば食材選びの目安になるのは大地の気をいっぱい蓄えたものです。大地のエネルギーが高まって高まって、どうにも高まりすぎて作物になったような食材を選ぶこと。食事というのは、その作物を自分の体内に入れて「いのち」のレベルのポテンシャルを上げることですから、そう考えれば何を食べればいいかはすぐ分かります。目の前にニョキニョキ生えてきたものがいちばんいい。つまり地場のもの、旬のものです。

添加物など、余計なものが入らないほうがいいのはいうまでもありません。また加工や精製をしたものは大地のエネルギーを変形させてしまいますから、手を加えないもののほうがいい。人工的でないもののほうがいいといえます。

まずは、自分なりの食事理念をもつこと。そして、おいしいこと。そのうえで大地のエネルギーをたっぷり吸った食材を選ぶ。それを心がけることです。

エネルギーを高める五条件②～行法を身につける

二番目は、気功などの行法《ぎょうほう》です。場を高めるためには、行法を一生の伴侶として身につけたいと思います。

呼吸法でもいいし、太極拳でもいい。坐禅もいいでしょう。それを一生続けていけば「いのち」のポテンシャルが高まっていきます。

わたしがまとめた気功「時空」は、前述したように虚空と一体になることを主眼においています。虚空を感じることを目標にした気功です。

「虚空と一体になる」というのはおそらく、わたし独自の考え方だと思います。もちろん中国にも似たような考えがないわけではありません。たとえば「天人合一《てんじんごういつ》」という考え方がありま す。天と人がいっしょになる……。また智能功は「混元《こんげん》の宇宙の気を取り入れる」ということをしきりにいいます。このあたりがわたしの考えに近いといえるかもしれません。しかし功法として行う場合、つねに虚空を意識するというやり方は中国にもほとんどないと思います。

エネルギーを高めるために気功をするとき、いちばん大切なのは身体いっぱいに虚空を感じることです。そして虚空と一体になること。けっして型を追うことではありません。

ちなみに、わたしは「型」と「形」という言葉を使い分けています。

「型」というのは、いってみれば外形です。語源からいっても、「かた」というのは「離手」と書くようです。「離《カ》」は、はっきりと分離して、ひとつのかたちにまとまっているもの、「手《タ》」は手本・規範という意味です。つまり、輪郭がはっきりしていてゆるがず、お手本になるようなものを「型」といいます。

木でつくった型は「模」、竹でつくったものを「範」、土でつくったものを「型」と書くそうです。

これに対して「形」というのは、「型」に「ち」を加えたものである。「ち」というのは「霊」です。これを「ち」と読む。すなわち、「かた」を修得してから、そこに自分の個性や思考の「霊《ち》」を加えて、はじめて生気あふれる「かたち」ができあがるのです。

「かた」に自分の「ち」を通わせることができないうちは、文字どおり「型にはまる」だけで、形になりません。「型」から「形」への仕上げが大切なのです。

したがって、太極拳などをしている人にはものすごく型をうるさくいう人がいますが、型だけ整えても意味はありません。太極拳で型を重視する人が多いのは美しく優雅に見えることを目標にしているからです。もちろん、型の美しさを目標にして悪いわけではありませんが、それはエネルギーを高めること、いい場を創ることにはあまり貢献しません。型はいずれ亡びるわけですから、まったく無駄なことをしているようにも思えます。

やはり、型よりも、これにいのち（霊）のエネルギーを与えて、形にして、虚空と一体になることが大事です。そして虚空のエネルギーをこちらに引き寄せる。そうすることによって、自分のエネルギーを高めていく。これが第一です。（『話材』ＳＭＢＣコンサルティング、徳間書店）

気功には「調身」「調息」「調心」という三要素がありますので、簡単にそれを解説しておきます。「調身」は、身体の循環をよくします。まずは血のめぐり。次は「気」の循環です。気の存在はまだ科学的には証明されていませんけれども、われわれの身体のなかをめぐっています。そして最後は「いのち」の循環がきます。われわれのいのちは虚空からきて虚空へ還るとたびたび書いてきましたが、気功でも、虚空とエネルギーの交流をするわけです。循環をよくすることは健康のもとです。ホルモンもそうした流れに乗っているし、神経の伝達も生化学的な循環だから、とにかく循環をよくすれば健康を保つことができます。

次の「調息」は、いわば呼吸法です。このときは吐く息を重視します。吸う息は、吐いたから吸うという程度で、とにかく吐く息を意識する。そうすると、副交感神経の働きが活発になります。交感神経と副交感神経は本来釣り合っているものですが、現代のような情報化社会では交感神経がいつもピリピリしていますから、本来のバランスがとれていません。だから調息で、そのバランスを回復する。すると、リンパ球が増えて免疫系の働きがよくなるといわれています。もうひとつはエントロピーが下がる。吐く息といっしょにエントロピーを外へ出してしまう。ここが調息のいいところです。

「調心」では、心を整える。雑念を払ってニュートラルな気持ちになる。きれいな花を思い描いたり、「静」という字を思い浮かべたりして雑念から解放され、ニュートラルな心になる。そうすると、ふだんは揺れ動いたり、ひどいときは千々《ちぢ》に乱れたりする気持ちが、一定の振幅のなかに入ってきます。

調身・調息・調心――この三つはもちろん、ひとつひとつ区切れるものではありません。渾然一体となっています。

調息に際しては吐く息が大事だといいましたが、東洋の呼吸法はみなそうです。吐く息を大事にする。繰り返しになりますが、吐く息を意識すると副交感神経が優位に働くようになるからです。すると自然にリラックスする。昔の人は「副交感神経」などという言葉は知らなかったけれども、吐く息を大事にしたほうがリラックスするということは知っていたわけです。

イギリスのスピリチュアル・ヒーリングなどでも呼吸法を取り入れているところがありますが、その場合も吐く息を重視しています。彼らも吐く息を意識するとリラックスできることを知っているのです。

では、吸う息に心を籠めるとどうなるか。

だんだん興奮してきます。だから軍隊の体操では吸う息を重視します。興奮して強い人間にしよう、戦う人間をつくろう、というのが軍隊の目的ですから、軍隊式は息を吸って少し興奮したところで終ります。ラジオ体操もそうです。最後に息を吸って深呼吸する。ちょっと興奮させて、今日一日頑張ろうという気にさせるわけです。

いってみれば、吸う息を大事にするのは欲張りの思想で、西洋式の「何でも取り込もう」という考え方です。ところが吐く息を大事にする東洋の呼吸法は「捨て去る」わけです。老子の無為自然の思想に通じています。

気功は東洋的な無為自然の立場に立っています。わたしの「時空」で虚空の気を入れるというとき、それは、息を吐くから自然に息を吸う、それにともなって虚空の気も入ってくるというぐらいに考えています。しっかり息を吐けば、今度は吸う息といっしょに自然に虚空から気が入ってくる……。そう考えます。

太極拳にしても同じです。吐く息だけ大事にして、あとは型などかまわないといって教えたほうがいいと思います。空手もそうです。打ち込むときは息を吐く。相手に気取《けど》られないように息を吸って、攻撃するときに吐く。まさにこれも東洋的です。

とにかく、型より息。そして、吐く息を意識しながら虚空を感じること。これが気功の要諦《ようてい》です。

エネルギーを高める五条件③〜こころの循環

次は「こころの循環」。

場のエネルギーを高めるためには、こころの循環もなければいけません。

人間はかなしいものであるというところから出発して、希望を抱《いだ》き、その希望が達成されたら「こころ」をときめかせる。こころがときめいたら、気持ちが明るく前向きになってきます。だからといって、それで有頂天になってはいけません。ふたたび人間はかなしいものであるという出発点に帰ることです。

こんなふうに「こころ」の循環をまわしていける人こそ、エネルギーを高めることができる人です。

わたしのように毎日患者さんと接していて、そして三十代、四十代で若くしてがんで死んでいく人を見ていると、ほんとうに人間はかなしいものだと思います。

先日もこんなことがありました。

三十代の女性ですが、卵巣がんでいろいろ辛い治療を続けていました。さすがにそれが耐えられなくてわたしの病院に移って来たのです。そして一所懸命治療に専念していたのに、また再発して、だんだん悪くなっていく。抗がん剤もやむをえないかと、抗がん剤を投与する病院へ転院したところ、「もうこれ以上はできない」といわれて、またわたしの病院へ戻ってきました。腹水がいっぱい溜まってお腹もプクンと大きくなってしまった。髪の毛も抜ける。それでも毎朝、やっとの思いで病院の道場へやって来て、立ってはやれないから坐ったまま気功をしていました。

ところがある日おかしくなって、急に血圧が下がってしまった。それで個室に移して意識がやっと戻ってきたとき、わたしが行ったらうれしそうな顔をしています。ぎりぎりのときまで明るさを保っている。そういう人を見ているとやはり、人間はかなしい存在だなと思います。

患者さんばかりではありません。いろいろな人と会っていても、やはりみんなかなしさを内に秘めて生きているように思います。自分では気がつかないだけで、だれでもみな、かなしい存在なのではないでしょうか。

脚本家の山田太一さんも『生きるかなしみ』（ちくま文庫）というアンソロジーの序文「断念すること」で、こう書いています。

《「生きるかなしみ」とは特別のことをいうのではない。人が生きていること、それだけでどんな生にもかなしみがつきまとう。「悲しみ」「哀しみ」、時によって色合いの差はあるけれど、生きているということは、かなしい。いじらしく哀しい時もいたましく悲しい時も、主調低音は「無力」である。ほんとうに人間に出来ることなどたかが知れている。偶然ひとつで何事もなかったり、不幸のどん底に落ちたりしてしまう》

ほんとうにそうだと思います。ひとりになって静かに自分の「こころ」のほんとうの底を見つめていると、やはりだれでも、人が生きているというのはかなしいことなんだと感じるはずです。なにか寂しい。どこかかなしい。心細い……。

山田太一さんが編んだその本のなかで作家の水上勉さんは、

《人間はすべて、生まれた時から、単独旅行者だ。（中略）誰もが孤独な旅人だ》（「親子の絆についての断想」）

と書いています。人間がかなしいのは、われわれが「孤独な旅人」であるからだというわけですが、わたしもそう思います。人はひとりで生まれ、ひとりで去っていくのです。

わたしは、人は「虚空からの旅人」だと思っています。ひとりで虚空からやってきて、またひとりで虚空へ還っていく。もちろんその間には、家族や友だちがいます。同僚や仲間もいる。そういう人たちと交流して愉快になったり、気持ちがなごんだり、こころが癒されることもあります。しかし本質的には、旅人のかなしさ、旅人の寂しさを拭い去ることはできないのではないか。

そうした感性が先に述べた「ヴァルネラブル」（非常に傷つきやすい）ということに通じていきます。患者さんと同じ高さに立って相手の心の痛みが分かるようになるには、やはり人間のかなしさが分かるようでなければならない。

その意味で、わたしが人間はかなしいものだと思うようになったのはホリスティック医学をやるようになってからです。川越で病院を開設してからです。若いときはなかなかそこまでは行けません。

駒込病院の時代までは、医者としては一人前でも人間としては半人前だったと思います。まだ成長の過程にあって、人のかなしさの分かっていない医者でした。ですから、そのときわたしと付き合った患者さんに対してはほんとうに申し訳なく思っています。

やはり、人間のかなしさが分かるようにならなければほんとうの医療者とはいえません。また、いい場を創れるようにもなれないと思います。

しかし人間はかなしさだけでは生きられません。実際の人生を見ても、かなしさ一色ではありません。大きな喜びがあったり、こころのときめきがあったりして「いのちのエネルギー」がボンと跳ね上がる瞬間があります。人生というものはやはり、ずっと同じ速度で進んでいくのではなく、うれしいことや楽しいこと、こころときめくことがあって、時々小爆発を起こしています。そしてそこからふたたび、しずしずと進んでいって人間のかなしさを味わったかと思うと、また機会を得てボンと上に飛び上がる。

人にはそうした「こころ」の循環が必要です。「かなしみ→希望→ときめき→喜び→かなしみ」という循環を上手にまわしていけるようになったら、そこに「いい場」も生まれるはずです。

エネルギーを高める五条件④〜環境づくり

不断に「いのち」の場のエネルギーを高めている人が創る場、それがいい場です。そういう人がひとりでも多くいる場が望ましい。一人ひとりが自分のエネルギーを高めるだけではなく、相手のいのちの場にも思いをやって、つねに相手も引き上げようと思う、そういう場を創っていくのが理想です。

そのとき肝心なのは、他人の悪口をいわないこと。これは楊名時先生に教わった大事なことです。相手を「ライバル」と見るのではなく「戦友」と見るのです。そういう人たちのコミュニケーションがいい場を創る条件です。

家族の場でも、職場という場でも、また友人同士の付き合いの場でも、そうした姿勢が必要です。

したがっていい場を創る四番目の条件は、相手の場に思いをやり、ポテンシャルの高い環境を創ることです。

ペットなどもいい場を創るパートナーといえると思います。

わたしが関係している「地球人」（ビイング・ネット・プレス）という雑誌は今度、「アニマル・セラピー」の特集をしました。ペットによって得る癒し。そうしたアニマル・セラピーは外国ではかなり流行《はや》っています。

ペットに癒されることは、当然ありえます。犬や猫は人間のように裏切らないからいいのかもしれません。だからペットの人気が上がっているのでしょう。

そういう意味で、場を構成するのは人間だけではありません。動物、いや植物ですらもいい場を創る働きをします。

楊名時先生のお宅には梅の木の大きな絵があります。そこには「鉄骨」と書かれている。古木ともなると、その幹はまさに鉄です。鉄骨のような梅の古木、そこにきれいな小さい花が咲いている。

そんな絵を見ていても、わたしたちはなにか「いのち」の不思議を感じます。

桜の古木や年を経た梅の絵を見てわれわれが感動を覚えるのは、それは、人間だけではない、動物だけではない、植物にも「場」があるからです。

盆栽をする人の世界も、わたしはいいと思います。盆栽はたしかに人工的かもしれません。

しかしたとえそれがミニチュア化された世界であっても、人間と植物との「いのち」の触れ合いがあればいい。そしてそこに没入してひとつの小世界（ミクロコスモス）に遊ぶことができれば、それはそれで「いい場」だといえます。

わたしのような本好きには、本なども「いい場」を創る仲間です。いろいろなジャンルの本を読んで、いろいろな人のものの見方・考え方に触れ、そして感動することがあれば、場はおのずから高まります。場合によっては、本があるだけでいい。無造作であれ、自分の部屋に好きな本が堆《うずたか》く積まれている部屋は、場のエネルギーが高いはずです。

駒込病院時代の仲間に脳外科の医師がいました。わたしとほぼ同年輩でしたが、「東京の空気が合わないから」といって、駒込病院には二、三年いただけで地元の秋田へ帰っていきました。「近くへ来る機会があったら是非寄ってくれ」といわれていたので、何かの用事で秋田へ行ったとき、彼の家を訪ねました。そして文字どおりびっくり仰天したものです。書庫がわたしの病院の道場と同じぐらいの広さですから、五十畳ぐらいはあるでしょう。その壁全部が本棚になっているのです。そこに内外の書籍がびっしり詰まっている。これは壮観でした。秋田ですから雪の降る晩、こんな書庫でウイスキーでも舐《な》めながら本のページを繰ったら、これはほんとうにいいだろうなと思ったものです。

いつかそんな部屋をつくってみたいというのがわたしの夢です。

絵の好きな人、音楽の好きな人が、そうした趣味のスペースをもつのもいいことだと思います。わたしは絵は嫌いではないけれども、音楽はよく分からないほうですから、音楽はなくても暮らせます。絵も、気に入った作品を大枚叩いて買うという、そこまでの趣味はありません。やはり本です。本にはなにかいろいろなものが詰まっていますから、その本に囲まれて暮らしてみたい。つくづくそう思います。

周囲の環境も大事です。加島祥造さんの伊那谷みたいな自然環境もあれば、昔ながらの面影をとどめた下町もあります。あるいは都会の雑踏。そのどこに身をおくか、それはその人の好みです。「環境」といったからといって、なにも空気がきれいで森があって、はるか遠くに山が望めて……という場所でなくてもかまいません。自分がよければ、その場がいちばんいいわけです。いい場を求めるというのはそういうことではないでしょうか。

わたし自身は、いくら自然が素晴らしいからといっても田舎に住む気にはなれません。やはり俗世間に足を踏み込まないとつまらない。「竹林の七賢人」などというのは、わたしには向いていません。都会、それも下町が好きです。

あれはまだ東大医学部の学生時代のことでした。解剖の授業を終え、東大の池之端門《いけのはたもん》を出て不忍池《しのばずのいけ》あたりのほうへ歩いていました。すると真夏の暑さのなか、戸を閉めてひっそりとしている「しもた屋」がありました。冷房などないころのことですから、きっと留守なのでしょう。

でも二階の窓は開いている。そこに葦簀《よしず》だけかかっていて、人の気配はない。森鷗外の『雁』のヒロインお玉さんはこういうところにひっそり暮らしていたんじゃないかと思いました。わたしはそんな町が好きなのです。

とにかく東京の下町がいい。隅田川、浅草、秋葉原、上野、銀座、豊洲《とよす》……みんな好きです。とくに谷中《やなか》は好きな町のひとつです。「川むら」という蕎麦屋さんなど、わたしにとってのいい場の代表です。そういうところをひょいっと訪れるのはとても楽しみです。そうだ、今日は深川へ行って一杯飲んでこようと思い立って、地下鉄に乗り、そしてバーや居酒屋の戸を開け、カウンターに腰をおろしてネクタイをゆるめる……。そういうのもやはり、わたしにとってのいい場です。

エネルギーを高める五条件⑤〜死を思う

最後は、死後の世界に思いをやること。そうしないと、なかなかいい場は創れません。死の世界が見え隠れする場がいい場だと思います。

死については第四章「医療者の三条件〜メメント・モリ」の項で触れましたので、重複を避けて記せば——やがてくる死を視野のなかに入れて生きることが大切です。みんなが自分の死を視野に入れて生きたら、世の中はもっともっとよくなっていくはずです。

たしかに生き甲斐や希望をもって生きることは必要です。しかし、わたしたちの将来は霧のなかです。希望をもって生きるといっても先は見えません。われわれは何となく自分がいつまでも生きているように思っていますが、一寸先は分かりません。

そんな状態で生き甲斐や希望をもっても、どこか腰が定まらないようなところがあります。将来は霧のなかですから、希望も生き甲斐もゆらゆら揺れて安定しない。

わたしの学生時代、空手部には先の太い重い木刀がありました。手首を強くする訓練に使うものですが、これを片手で持つと、ゆらゆらしてしまってどうにもなりません。重いから、ぴたっと止められない。希望や生き甲斐をもつといっても将来が霧のなかではそんな状態です。ゆらゆらしてしまって腰が定まらない。

だからわたしがいつもいっているのは、「死の壁」を見据えて、そこに先の太い重い木刀をグンと突き刺せ、ということです。すると木刀の先が固定されるから、絶対にぐらぐらしない。希望や生き甲斐がほんとうに、地に足がついたものになります。「死の壁」を見据えてそこに木刀を突き刺す、すなわち死を凝視《ぎようし》して、そのうえで生き甲斐や希望をもつ。

そうした姿勢がいまをよく生きるために必要です。それがおのれの場を高めることにもつながります。

わたしたちの未来にあることで唯一確実なことは「死ぬこと」だけです。だから「死」に目を向ける。そうすることによって希望や生き甲斐も生きてきます。しかも「死」のほうからこちらを見てくると「生」がよく見えてきます。したがって死から目を背《そむ》けないこと、これがとても大事なポイントになってきます。

ただし、ここで慌てて付け加えておけば、「死」といってもわたしは暗く辛い死を考えているわけではありません。前にも述べたように、わたしたちの生命場は「虚空」とつながっているからです。われわれは大きな「いのち」とつながっています。個々の細胞が死んでもわれわれの身体が生きているように、われわれが死んでも虚空にまでつながる「いのち」の場はなくなりません。

先ほど、われわれの身体の本体はエネルギーであるといいました。たしかに、死ねば肉体は消えてしまいます。しかし「いのち」はなくならない。それはエネルギーという本来のかたちに戻るだけだと考えることもできます。

スイスの精神分析学者ユングは、意識はみなつながっていて、一人ひとりの意識はそうした「集合的無意識」の表われにすぎないという意味のことをいっています。

仏教の深層心理学である唯識論《ゆいしきろん》のなかにも同じような考え方があります。唯識論では、無意識を「末那識《マナしき》」と「阿頼耶識《アーラヤしき》」のふたつに分け、末那識は無意識のうちでも「我」を中心にした場所、阿頼耶識はその末那識のさらに奥にあって過去と現在の経験の溜まり場だといいます。過去といっても、仏教の場合はそこに「前世」もふくめますから、それこそわたしのいう百五十億年前の経験まで、すべてがここに溜まっています（ちなみに「アーラヤ」というのは溜まり場という意味だそうです。したがって、あの「ヒマラヤ」はヒマ〔雪〕がアーラヤ〔溜まる〕場所、ということになります）。

こんなふうに時空を超えてつながっているもの、それが「いのち」です。そして、そうした「いのち」のレベルを高めるのが医療であり養生であると、わたしは考えています。

テレビの受像機を考えてみてください。ふだんは映像を映し出していますけれども、機械が古くなって調子が落ちてくると最後には映らなくなってしまいます。しかし、電場は以前と同じように存在しています。

わたしたちの「いのち」の場もそれと同じなのではないでしょうか。

テレビ受像機が壊れるようにわたしたちの心臓が停止したとき、それはわたしたちの「いのち」が終わったということなのでしょうか。そうではなく、テレビ受像機が壊れても電場がありつづけるように、心臓の鼓動が止まってもわたしたちの「いのち」は生命場のなかにありつづけているのではないか……。「いのち」は生命場にあると考えれば、わたしたちが死んでも生命場はそのまま残ります。

わたしたちの「いのち」は個を超え、死を超え、虚空にまでつながっているのです。

だからわたしは患者さんたちに――死は終わりではない、死後が勝負だ、といっています。そうしていったん「死」を受け入れてしまうと、かえって患者さんの病状が安定する場合もあります。あるいは回復を見せる場合もある……。

死を思い、死の壁に木刀の先を突き刺すというときの「死」は、そういう死です。いい場を創るには、そうした死に思いをやって、そのうえで希望や生き甲斐を育んでいくことが必要だと思います。

これは最近知った言葉ですが、作家の開高健さんは色紙を出されると、必ずこう書いたそうです。

《明日世界が
滅びるとしても
今日、君は
リンゴの木を植える》

もともとはルターの言葉だそうです。「もしも明日世界が終わるなら、私は今日リンゴの木を植えるだろう」（〝Wenn morgen die Welt unterginge, würde ich heute ein Apfelbäumchen pflanzen.〟）。非常に美しい志だと思います。

いい場を創るということも結局は、こうした気持ち、日々みずからを高めてゆくという志を保ちつづけることです。わたしは、人それぞれがそれぞれの場でいい場を創るよう生きてほしい、と思っているのです。

帯津良一（おびつ　りょういち）

1936年埼玉県生まれ。東京大学医学部卒業。東大病院第三外科医局長、都立駒込病院外科医長を経て、1982年帯津三敬病院を開設。現在、同病院名誉院長。日本ホリスティック医学協会会長、日本ホメオパシー医学会理事長、調和道協会会長などを兼務。2004年春、東京池袋に統合医学の拠点、帯津三敬塾クリニックを開設。毎朝欠かさずに取り組む気功、全力投球の診療、そして夕刻の酒精で、自らの「いのちのエネルギー」を高めながら、いい場を創ろうと全国を行脚している。

いい場《ば》を創《つく》ろう

初刷　2005年7月15日

著者　帯《おび》津《つ》良《りょう》一《いち》

発行人　山平松生

発行所　株式会社　風雲舎

〒162―0805　東京都新宿区矢来町122　矢来第二ビル

電話　〇三―三二六九―一五一五(代)

注文専用　〇一二〇―三六六―五一五

FAX　〇三―三二六九―一六〇六

振替　〇〇一六〇―一―七二七七六

URL　http://www.fuun-sha.co.jp/

E-mail　mail@fuun-sha.co.jp

印刷　真生印刷株式会社

組版　デジタル編集工房エーエム

製本　株式会社　難波製本

ISBN4-938939-38-X